Fette & Fettsäuren

Dr. Angela Bechthold

Stiftung Warentest

Inhaltsverzeichnis

6 Fett und Co: Die Welt der Lipide

7 Fett ist nicht gleich Fett

18 Nahrungsfette: Energiespender bis Geschmacksträger

24 Die Lipide in unserem Körper

25 Was Fette & Co für uns leisten

34 Die Fette im Blut

41 Das Fettgewebe – ein aktives Organ

48 Die Leber als Managerin im Fettstoffwechsel

50 Von Alpha bis Omega: Die wichtigsten Fettsäuren

51 Fettsäuren: Eigenbau mit Limits

52 Die gesättigten Fettsäuren

55 Einfach ungesättigte Fettsäuren

58 Mehrfach ungesättigte Omega-3-Fettsäuren

71 Mehrfach ungesättigte Omega-6-Fettsäuren

79 Transfettsäuren

Fette &
Fettsäuren

82 Die Quellen für Fette und Fettsäuren
83 Tierische Lebensmittel
102 Pflanzliche Lebensmittel
107 Öl – raffiniert oder kaltgepresst?
150 Streichfett – Butter oder Margarine?
153 Werbung mit dem Fettgehalt – das sagt die Kennzeichnung
156 Fischölkapseln und andere Nahrungsergänzungsmittel

162 Gesund essen mit Fett und Fettsäuren
163 Menge und Qualität im Blick
173 Fette Ernährungstrends und Diäten
180 Fett als Baustein einer gesunden Ernährung

188 Anhang
189 Ausgewählte Lebensmittel und ihr Gehalt an Energie, Fett und Fettsäuren sowie Cholesterin
204 Register
207 Abkürzungsverzeichnis

Fett und Co: Die Welt der Lipide

Fett ist nicht gleich Fett

Was verbinden Sie mit dem Wort „Fett“? Vermutlich ruft das Wort ganz unterschiedliche Assoziationen hervor. Für die einen ist es das ungeliebte Körperfett am Bauch oder auf den Hüften, das sie mit Diäten und Sport loswerden möchten. Andere denken vielleicht an Butter oder Pflanzenöl – also an Speisefette, die sie in der Küche verwenden. In Sachen Ernährung gilt Fett für manche womöglich auch als kalorienreicher Dickmacher. Aus naturwissenschaftlicher Sicht wiederum bezeichnet Fett eine bestimmte Gruppe chemischer Verbindungen. Fachleute sprechen dabei auch von Lipiden – ein Begriff, der vom griechischen Wort „lipos“ für „Fett“ stammt. Damit meinen sie bestimmte in der Natur vorkommende Stoffe, die sich allesamt nicht oder kaum in Wasser lösen. Bereits diese unterschiedlichen Bedeutungen des Begriffs zeigen, dass wir es beim Thema Fette mit einem vielschichtigen Thema zu tun haben.

Bei den seit Jahrzehnten anhaltenden Diskussionen über die „richtige“ Art und Menge an Fetten in der Ernährung wird oft übersehen, dass Fette und Fettsäuren wichtige Funktionen haben – sowohl kulinarisch als auch im Stoffwechsel unseres menschlichen Körpers und dem aller Lebewesen. So prägen sie etwa den Geschmack einer Speise und tragen dazu bei, Körperzellen aufzubauen sowie die Kommunikation zwischen Zellen und Organen zu ermöglichen.

Deshalb gehen wir in diesem Ratgeber grundlegenden Fragen nach: Was genau sind Lipide allgemein und Fette und Fettsäuren im Speziellen? Welche Aufgaben erfüllen sie in unserem Körper? Welche Fette beziehungsweise Fettsäuren aus der Ernährung gelten nach aktuellem Wissensstand als gesund – und welche sollten Sie lieber meiden? Was bedeutet das für die Auswahl von Lebensmitteln und Speisen?

Die Antworten auf diese Fragen versetzen Sie in die Lage, die oft verwirrenden oder widersprüchlichen Aussagen rund um Fette und Fettsäuren einzuordnen und informierte Entscheidungen für Ihren Alltag zu treffen. Sie entwickeln ein Verständnis dafür, warum bestimmte Fette und Fettsäuren empfehlenswert sind, in welchen Mengen sie sinnvoll sind und wie Sie dieses Wissen praktisch und dauerhaft umsetzen können – beim Einkauf, beim Kochen und beim Essen außer Haus. So können Sie gesundheitliche Risiken besser abschätzen und Ihre Ernährung bewusster und selbstsicherer gestalten. Kurzum: Sie erwerben solides Grundwissen, mit dem Sie Fette und Fettsäuren gezielt als Teil einer ausgewogenen Ernährung nutzen können.

Die Basis für all diese Überlegungen ist ein Verständnis davon, wie Lipide beziehungsweise die Fette und Fettsäuren als zwei Gruppen der Lipide strukturiert sind und welche unterschiedlichen Arten es gibt. Deshalb beginnen wir im Folgenden mit einem Blick in die vielfältige Welt der Lipide.

Lipide sind eine bunt gemischte Stoffgruppe

Lipide kommen in allen Lebewesen vor und damit auch in pflanzlichen und tierischen Lebensmitteln. Sie sind ein wichtiger Teil von organischen Zellen und dienen unter anderem als Energiespeicher. Zur Gruppe der in der Natur vorkommenden Lipide gehören ganz unterschiedlich aufgebaute Stoffe, wie Sie der Abbildung auf Seite 10 entnehmen können. Davon sind die Triglyceride – das sind die Stoffe, die wir im Alltag Fette nennen – und die Fettsäuren unsere Schwerpunkte in diesem Ratgeber. Aber auch andere Lipide kommen im Kontext der Ernährung und Gesundheit zur Sprache, sodass wir zur Einführung einen kurzen Blick darauf werfen.

Die Gemeinsamkeit aller Lipide ist, dass sie in Wasser quasi unlöslich

FETT SCHWIMMT OBEN: Fette lösen sich nicht in Wasser und lassen sich nicht damit mischen. Wer schon mal ein Dressing aus Öl und Essig zubereitet hat, kennt das: Egal, wie kräftig oder wie lange man rührt, Öl und Essig bilden zwar winzige Tröpfchen, vermischen sich aber nicht, und nach wenigen Minuten trennen sie sich wieder. Das liegt daran, dass die unpolaren Fettmoleküle sich nicht mit den polaren Wassermolekülen verbinden können. Und da Fett eine geringere Dichte hat als Wasser, schwimmt es oben.

sind – sie sind hydrophob und lipophil. Das bedeutet wörtlich: Sie meiden Wasser und lieben andere Lipide. Löslich sind sie demnach nur in anderen Lipiden und fettähnlichen Substanzen, etwa organischen Lösungsmitteln wie Chloroform und Benzol.

Keine Regel ohne Ausnahme

Während die meisten Lipide rein hydrophob und lipophil sind, gibt es auch solche mit amphiphilen Eigenschaften, zum Beispiel die Phospholipide. Das heißt, dass sie gleichzeitig einen wasserliebenden und einen fettliebenden Teil besitzen. Dadurch sind sie äußerst praktische Moleküle an Oberflächen wie den Hüllen unserer Körperzellen, den sogenannten Zellmembranen, sowie auch bei der Herstellung von Lebensmitteln. Als sogenannte Emulgatoren überbrücken sie die Trennung zwischen Öl und Wasser, sodass aus den sich abstoßenden Komponenten eine homogene Mischung entsteht, zum Beispiel in Margarine oder Mayonnaise.

In der großen Gruppe der Lipide gibt es unterschiedlichste Moleküle, die sich nach ihrer chemischen Verwandtschaft in einzelne Klassen einteilen lassen:

Zum einen gibt es einfache Verbindungen, zu denen die Fettsäuren und die sogenannten Eicosanoide gehören. Außerdem gehören das Cholesterin und daraus gebildete Hormone, also Steroidhormone wie das Cortisol, Östradiol oder Testosteron, zu den einfachen Lipiden. Auch die fettlöslichen Vitamine A, D, E und K sind rein chemisch gesehen Lipide; im Kontext der Ernährung betrachten wir sie aber immer zusammen mit den anderen Vitaminen und mit den Mineralstoffen als Mikronährstoffe.

Zum anderen gibt es komplexe Lipide, unter denen die Triglyceride oder Neutralfette die mengenmäßig bedeutendste Lipidklasse sind. Sie bestehen aus dem dreiwertigen Alkohol Glycerin, der mit drei Fettsäuren verknüpft ist. Sind nur eine beziehungsweise zwei Fettsäuren mit Glycerin verknüpft, dann handelt es sich um ein Mono- beziehungsweise Diglycerid. Zu den komplexen Lipiden zählen auch Phospholipide und Glykolipide etwa als Bausteine von Zellmembranen, bei denen eine oder zwei Fettsäuren durch eine phosphorhaltige beziehungsweise zuckerhaltige Gruppe ersetzt sind. Außerdem gibt es Sphingolipide, die statt Glycerin den

Verschiedene Klassen der Lipide

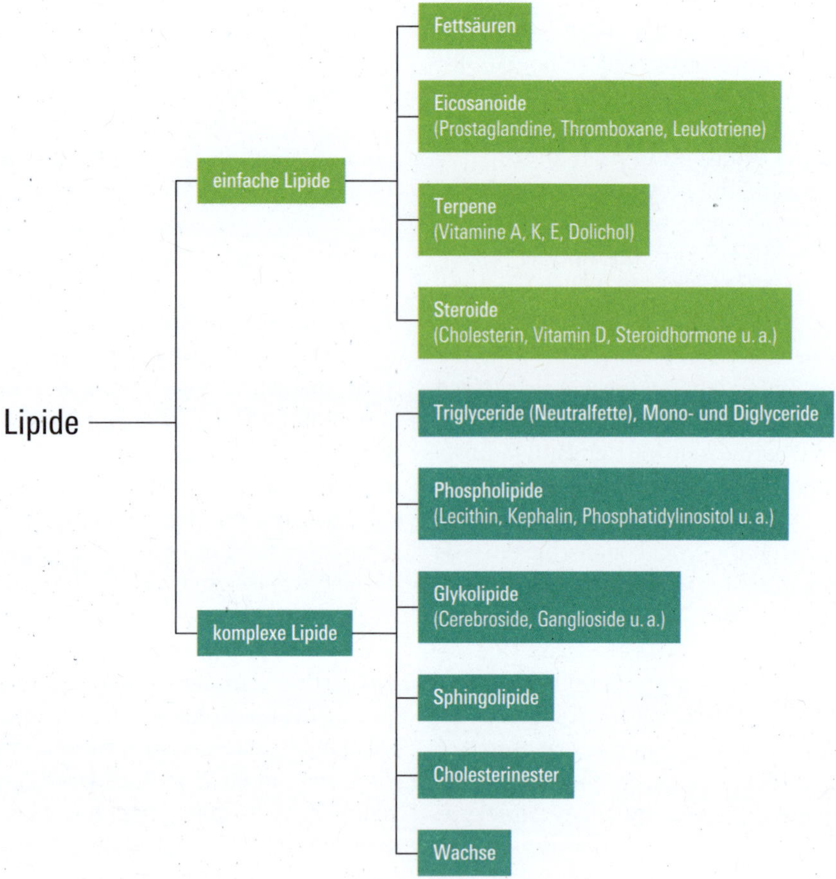

stickstoffhaltigen Alkohol Sphingosin als Grundbaustein besitzen und Bestandteile des Nervengewebes sind. Die einfachste Klasse der komplexen Lipide stellen die Wachse dar, bei denen eine Fettsäure mit einem einwertigen Alkohol verknüpft ist. Ein Beispiel dafür ist Wollwachs oder Wollfett, auch Lanolin genannt, aus dem Sekret der Talgdrüsen von Schafen. Auch Honigbienen sondern Wachs ab, mit dem sie ihre Bienenwaben bauen.

DER KÖRPER STELLT LIPIDE HER: Lipide sind – mit Ausnahme ganz bestimmter Fettsäuren sowie der Vitamine A, E und K – keine für den Menschen zufuhressenziellen Nahrungsbestandteile. Das heißt, wir sind nicht auf die Zufuhr mit der Ernährung angewiesen, weil unser Körper sie selbst herstellen kann. So kann unser Körper etwa Triglyceride und das Cholesterin sowie Fettsäuren aus Vorstufen wie Zuckermolekülen (Kohlenhydraten), Proteinbausteinen (Aminosäuren) und Alkohol (Ethanol) selbst aufbauen.

Triglyceride, das Nahrungs- und Körperfett

Sie sind sowohl in unserer Nahrung als auch in unserem Körper die am häufigsten vorkommende Lipidklasse: die Triglyceride, auch Neutralfette genannt.

Wenn vom Fett in der Ernährung und vom Körperfett die Rede ist, dann geht es also in der Regel um die Triglyceride. Auf sie entfallen etwa 98 Prozent der Lipide, die wir über die Ernährung aufnehmen. Deshalb gelten sie auch als „Nahrungsfett“ (siehe Seite 18).

Nebenbei bemerkt: Die übrigen 2 Prozent der Lipide aus der Nahrung machen hauptsächlich Cholesterin und Phospholipide aus. Im Körper von Tier und Mensch stellen die Triglyceride im Körperfett den Energiespeicher dar (siehe Seite 27), weshalb man sie hier auch Speicherlipide nennt. Der tierische und menschliche Körper kann Triglyceride aus Vorstufen selbst aufbauen.

Ein Triglycerid besteht aus einem Molekül Glycerin und drei Fettsäuren. Die Fettsäuren lernen Sie im nächsten Abschnitt genauer kennen. Die Fettsäuren sind mit dem Glycerin durch

Aufbau eines Triglycerids

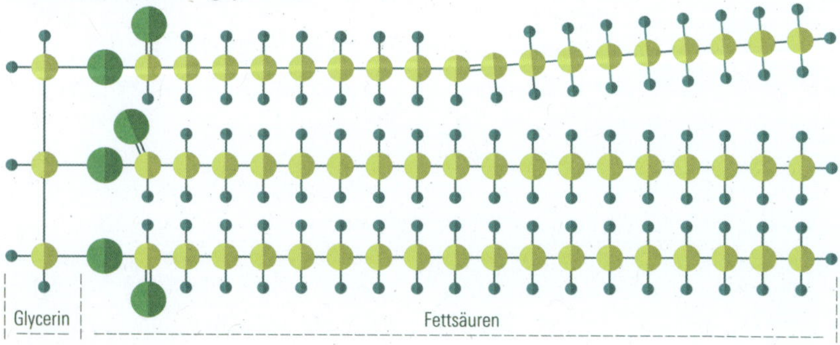

Triglyceride bestehen aus einem Glycerinmolekül, an das sich drei Fettsäuren binden.

ein Sauerstoffatom verbunden. Der Fachbegriff dafür heißt verestert beziehungsweise Esterbindung (siehe Abbildung oben). Triglyceride, die bei Raumtemperatur fest sind, nennen wir Fette und solche mit flüssiger Konsistenz Öle. Ob ein Triglycerid fest oder flüssig ist, hängt wiederum von der Art der Fettsäuren ab, die es trägt.

Fettsäuren sind die Bausteine von Lipiden

Die Fettsäuren gehören chemisch gesehen zu den sogenannten aliphatischen Monocarbonsäuren. Das klingt kompliziert, heißt aber einfach: Es handelt sich um eine Kette aus einzelnen Bausteinen, nämlich Kohlenstoff und Wasserstoff. An einem Ende der Kette sitzt eine spezielle sauerstoffhaltige Gruppe, auch Säuregruppe genannt. Das andere Ende nennen Fachleute Methylende.

In der Natur kommen Fettsäuren meist in einer geradlinigen Form vor. Sie hängen oft an anderen Molekülen, zum Beispiel an Glycerin, und sind so Bestandteile von anderen Lipiden wie den zuvor beschriebenen Triglyceriden, aber auch beispielsweise von Phospholipiden.

Wichtig ist: Fettsäuren sind nicht alle gleich. Sie unterscheiden sich in Kettenlänge und Aufbau – und genau das bestimmt, ob ein Fett bei Zimmertemperatur flüssig, weich oder hart ist, wie lange es haltbar ist und wie es sich auf unsere Gesundheit auswirkt. Das Muster an Fettsäuren, das wir mit den Nahrungsfetten aufnehmen, findet sich sogar in den Zellen und Geweben unseres Körpers wieder (siehe Seite 17). Deshalb zählt nicht nur die Menge an Fett, sondern vor allem auch, welche Fettsäuren darin stecken – sowohl in der Küche als auch für die Wirkungen in unserem Körper.

Die Kette – kurz, mittel, lang

Die Anzahl der Kohlenstoffatome in Fettsäuren ist unterschiedlich, sodass sie nach ihrer Kettenlänge in drei Kategorien unterteilt werden:

- **Kurzkettige Fettsäuren** mit bis zu fünf Kohlenstoffatomen. Sie sind in Nahrungsmitteln nur in geringer Menge vorhanden, zum Beispiel Buttersäure in Milchfett. Sie entstehen hauptsächlich bei der bakteriellen Fermentation von Ballaststoffen im Dickdarm.
- **Mittelkettige Fettsäuren** mit sechs bis zwölf Kohlenstoffatomen. Sie sind vor allem in Milchfett und Kokosöl enthalten, zum Beispiel Caprinsäure und Laurinsäure.
- **Langkettige Fettsäuren** mit mehr als zwölf Kohlenstoffatomen. In den meisten Nahrungsfetten überwiegen langkettige Fettsäuren mit 16 bis 18 Kohlenstoffatomen, zum Beispiel Ölsäure in Olivenöl und Linolsäure in Sonnenblumenöl.

Je länger eine Fettsäure ist, desto höher ist der Schmelzpunkt. So hat Buttersäure als einfachste, aus vier Kohlenstoffatomen bestehende Fettsäure einen Schmelzpunkt von –5 Grad Celsius. Die aus 18 Kohlenstoffatomen bestehende Stearinsäure schmilzt erst bei 70 Grad Celsius.

Der Sättigungsgrad

Stellen Sie sich eine Fettsäure wie eine Perlenkette vor. Manche Perlen sind durch eine einfache Bindung mit der nächsten Perle in der Kette verbunden, manche durch eine Doppelbindung. Fettsäuren unterscheiden sich also auch dadurch, ob und wie viele Doppelbindungen in der Kette der Kohlenstoffatome vorliegen. Dabei spricht man auch vom Sättigungsgrad:

- **Gesättigte Fettsäuren** (abgekürzt SFA von saturated fatty acids) haben keine Doppelbindung. Jedes Kohlenstoffatom in der Kette ist mit zwei Wasserstoffatomen belegt, zum Beispiel bei Buttersäure in Milchfett und Palmitinsäure in Palmöl.
- **Einfach ungesättigte Fettsäuren** (abgekürzt MUFA von monounsaturated fatty acids) haben eine Doppelbindung. An dieser Stelle der Kette sind zwei benachbarte Kohlenstoffatome jeweils nur mit einem Wasserstoffatom belegt, zum Beispiel bei Ölsäure in Olivenöl und Rapsöl.
- **Mehrfach ungesättigte Fettsäuren** (abgekürzt PUFA von polyunsaturated fatty acids) haben zwei oder mehr Doppelbindungen. In Lebensmitteln kommen solche Fettsäuren mit bis zu sechs Doppelbindungen vor, zum Beispiel alpha-Linolensäure in Leinöl und Docosahexaensäure in Fischölen.

Je höher die Anzahl der Doppelbindungen, desto niedriger ist der Schmelzpunkt der Fettsäure – das heißt, desto „flüssiger" ist das Fett. Denn gesättigte Fettsäuren liegen als gestreckte Kette und untereinander eng zusammenpackt vor, sodass sie unbeweglich und fest sind. Ungesättigte Fettsäuren weisen an der Doppelbindung einen Knick auf, der die enge Packung verhindert und sie beweglicher macht. Je mehr Doppelbindungen, desto mehr Knicke gibt es und desto höher ist die Beweglichkeit.

Allerdings machen Doppelbindungen eine Fettsäure auch angreifbarer: Ungesättigte Fettsäuren reagieren empfindlicher als gesättigte Fettsäuren, wenn sie zum Beispiel mit Luft und damit mit Sauerstoff in Berührung kommen. Die Reaktion mit Sauerstoff heißt in der Fachsprache Oxidation. Im Alltag bemerken wir diese Reaktion daran, dass ein Öl ranzig wird. Je mehr Doppelbindungen eine Fettsäure hat, desto leichter oxidiert sie also. Deshalb wird beispielsweise Leinöl mit seinem hohen Gehalt an ungesättigten Fettsäuren viel schneller ranzig als Palmöl mit seinem hohen Gehalt an gesättigten Fettsäuren.

Die Lage der Doppelbindung

Je nach Position der ersten Doppelbindung – vom Methylende aus betrachtet – werden die ungesättigten Fettsäuren unterschiedlichen Familien zugeordnet. Ihr Namensteil „omega“ – manchmal auch durch das Symbol ω oder n dargestellt – ist der letzte Buchstabe des griechischen Alphabets und verrät, an welcher Stelle vom Methylende der Kette aus gezählt die erste Doppelbindung sitzt. Die drei prominentesten Familien sind:

- **Omega-3-Fettsäuren:** Die erste Doppelbindung sitzt zwischen den Kohlenstoffatomen 3 und 4 vom Methylende aus. Beispiele sind alpha-Linolensäure in Leinöl und Eicosapentaensäure in Fischölen.
- **Omega-6-Fettsäuren:** Die erste Doppelbindung sitzt zwischen den Kohlenstoffatomen 6 und 7 vom Methylende aus. Beispiele sind Linolsäure in Sonnenblumenöl und Arachidonsäure in Fetten von Schlachttieren.
- **Omega-9-Fettsäuren:** Die erste Doppelbindung sitzt zwischen den Kohlenstoffatomen 9 und 10 vom Methylende aus. Ein Beispiel ist Ölsäure in Olivenöl und Rapsöl.

Warum ist das wichtig? Weil genau diese Einteilung zeigt, welche Fettsäuren für unsere Gesundheit vorteilhaft sind – und welche weniger. Und genau hier kommt noch ein kleiner, aber entscheidender Unterschied ins Spiel.

Die Form der Doppelbindung: Cis- und Transfettsäuren

In den meisten Lebensmitteln kommen ungesättigte Fettsäuren mit Doppelbindungen in der sogenannten cis-Form vor. Das Gegenteil, die trans-Form, findet sich natürlicherweise nur in Milch- und Körperfett von Wiederkäuern wie Kühen und Schafen. Zusätzlich können Transfettsäuren bei der Lebensmittelverarbeitung entstehen, etwa bei der industriellen Härtung von Fetten oder wenn Öle und Fette stark oder mehrfach erhitzt werden, wie beim Braten und Frittieren.

Der Unterschied zwischen cis und trans: Bei der cis-Form sitzen die Wasserstoffatome an den beiden Kohlenstoffatomen auf derselben Seite der Doppelbindung, bei der trans-Form liegen sie sich diagonal gegenüber. Lagern sich cis- zu trans-Doppelbindungen um, wird das Fett fester – das macht man sich technisch bei der Fetthärtung zunutze. In „gehärteten Fetten“ sind Transfettsäuren in vielen industriell gefertigten Lebensmitteln

Aufbau der Fettsäuren

Fettsäuren unterscheiden sich nicht nur in ihrer Länge und ihrer Form voneinander. Vorhandene oder nicht vorhandene Doppelbindungen entscheiden darüber, ob es sich um ungesättigte oder gesättigte Fettsäuren handelt.

Gesättigte Fettsäuren

Laurinsäure

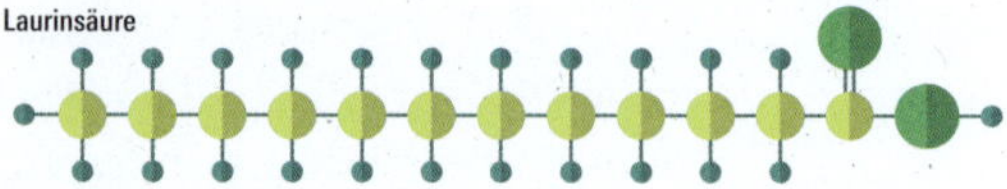

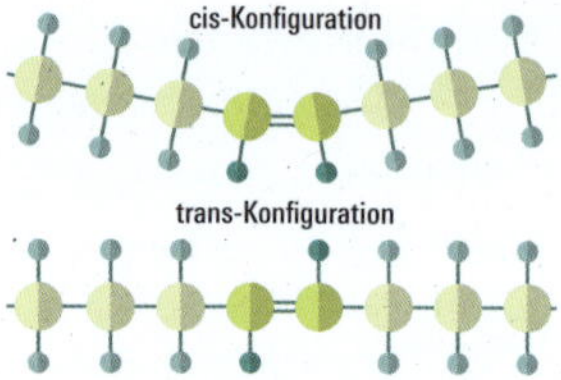

Bei gesättigten Fettsäuren sind alle Kohlenstoffatome innerhalb der Kette mit Wasserstoffatomen besetzt. Diese Fettsäuren sind robust und für den Körper schwerer abzubauen.

Einfach ungesättigte Fettsäuren

Omega-9-Fettsäure (Ölsäure)

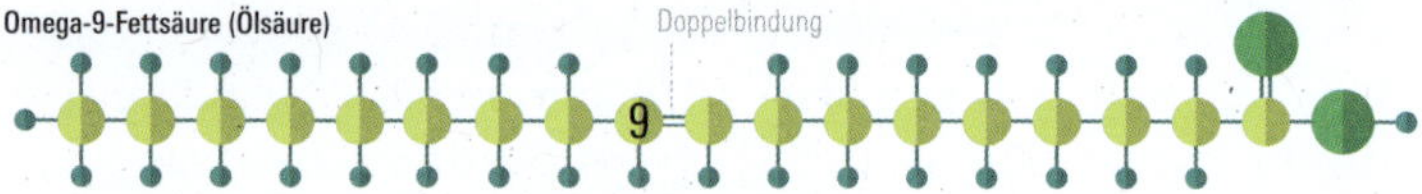

Bei einfach ungesättigten Fettsäuren besteht an einer Stelle in der Kette eine „Lücke" – hier am namensgebenden 9. Kohlenstoffatom. Wegen der fehlenden Wasserstoffatome verbinden sich die Kohlenstoffatome durch eine Doppelbindung.

Kohlenstoff **Wasserstoff** **Sauerstoff**

Mehrfach ungesättigte Fettsäuren

Omega-3-Fettsäure (alpha-Linolensäure)

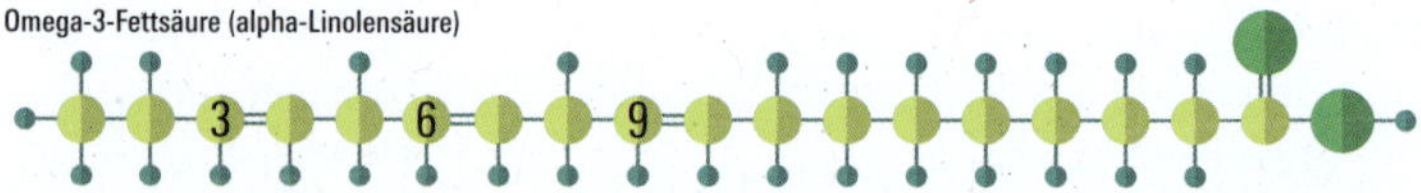

Omega-6-Fettsäure (Linolsäure)

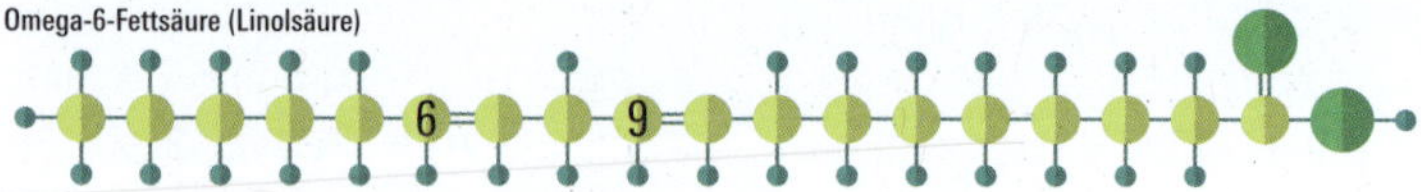

Mehrfach ungestättigte Fettsäuren haben an mindestens zwei Stellen eine Doppelbindung.

enthalten. Industrielle Transfettsäuren sind aus gesundheitlichen Gründen in der Diskussion und unerwünscht, dazu kommen wir aber später noch genauer.

WEICH ODER FEST? Cis-Fettsäuren haben bei gleicher Kettenlänge und gleicher Anzahl von Doppelbindungen einen niedrigeren Schmelzpunkt. Sie sind flüssiger beziehungsweise weicher als die entsprechenden Transfettsäuren. Umlagerungen von Doppelbindungen, die zur trans-Form führen, sind bei der industriellen Fetthärtung gewünscht, sie können aber auch allgemein bei intensiver Hitze auftreten.

Sie sehen also, dass die Bauart einer Fettsäure ganz wesentlich ihre Eigenschaften beeinflusst und damit auch die der Lipide, in denen die Fettsäure enthalten ist. Beispielsweise entfalten mehrfach ungesättigte Fettsäuren sowohl im Nahrungsfett als auch im Körper eine ganz andere Wirkung als gesättigte.

Cholesterin ist in unserem Körper unverzichtbar

Bei dem Lipid Cholesterin spricht man auch von einem Fettbegleitstoff. Cholesterin ist ein sogenanntes Steroid, das aus einem Grundgerüst aus vier miteinander verbundenen Ringen besteht – dem sogenannten Sterangerüst. Obwohl die chemische Struktur des Cholesterins recht kompliziert ist, können Tiere und Menschen es aus Vorstufen in ihrem Körper selbst herstellen. Der Cholesterin-Pool des Menschen beträgt etwa 150 Gramm, wovon der Großteil in Zellmembranen zu finden ist.

Cholesterin wird im menschlichen Körper als Ausgangssubstanz für andere wichtige Substanzen benötigt, nämlich für Gallensäuren für die Fettverdauung, für Steroidhormone und für Vitamin D. Außerdem ist es Baustein und Stabilisator für die Zellmembranen. In den Zellmembranen hat Cholesterin eine fundamentale Funktion, da es wegen seines schwach wasserlöslichen Kopfes und seiner kurzen fettlöslichen Kette grenzflächenaktiv ist. Das heißt, Cholesterin positioniert sich gezielt an der Lipid-Wasser-Grenze und beeinflusst dort die Eigenschaften der Membran (siehe „Bausteine der Zellen", Seite 28).

Cholesterin ist also keineswegs ein „böses" Molekül, sondern ein unverzichtbarer Stoff in unserem Körper. Deshalb produziert der Körper selbst große Mengen davon – besonders dann, wenn wir über die Ernährung wenig Cholesterin aufnehmen. Dennoch ist häufig vom „guten" und vom „schlechten" Cholesterin die Rede. Was es damit auf sich hat, folgt im Kapitel „Die Fette im Blut" ab Seite 34.

Lange Zeit dachte man, das Pflanzen cholesterinfrei sind. Aber dann entdeckten Forschende, dass auch Pflanzen Cholesterin bilden. Sie produzieren es aber meist als Zwischenprodukt, zum Beispiel als Vorläufer für Schutz- oder Abwehrstoffe, und nicht als Strukturbaustein wie in tierischen Zellmembranen. Daher kommt nur extrem wenig Cholesterin in Pflanzen vor. Reichlich in Pflanzen enthalten sind hingegen Phytosterine, die mit dem Cholesterin strukturell verwandt sind und die Sie im Kapitel „Die Quellen für Fette und Fettsäuren" ab Seite 82 näher kennenlernen.

Nahrungsfette: Energiespender bis Geschmacksträger

Unsere Nahrung enthält Lipide – wie beschrieben – zu 98 Prozent in Form von Triglyceriden, also Nahrungsfetten. Diese Nahrungsfette sind die Träger essenzieller Fettsäuren (siehe Seite 51). Deshalb ist es wichtig, Fett zu essen, auch wenn die Triglyceride an sich nicht zufuhressenziell sind, weil der Körper sie selbst bilden kann. Allerdings wäre es mit einer nahezu fettfreien Ernährung praktisch auch kaum möglich, den Körper langfristig mit ausreichend Energie (Kalorien) zu versorgen. Denn zusammen mit Kohlenhydraten etwa aus Brot, Nudeln und Kartoffeln sind Nahrungsfette die Hauptenergieträger in der menschlichen Ernährung. Letzteres heißt: Sie liefern die meisten Kalorien. Ganz abgesehen davon ist Fett ein unverzichtbarer Bestandteil des kulinarischen Genusses.

Der energiereichste Nährstoff

Triglyceride – unsere Nahrungsfette – sind die energiereichsten Nährstoffe. Sie liefern rund 9 Kilokalorien pro Gramm. Das ist mehr als doppelt so viel wie Kohlenhydrate und Proteine, die jeweils 4 Kilokalorien pro Gramm liefern. Selbst Alkohol bleibt mit 7 Kilokalorien pro Gramm darunter. Fett ist also ein besonders effizienter Energieträger – schon kleine Mengen bringen viele Kalorien. Das erklärt, warum eine fettreiche Ernährung schnell zu einem Kalorienüberschuss führen kann. So stecken beispielsweise 200 Kilokalorien ungefähr in

- nur 2 Esslöffeln Olivenöl oder 2 gehäuften Esslöffeln Butter,
- aber erst in 2 Scheiben Vollkornbrot oder 3 großen gekochten Kartoffeln oder
- 10 Esslöffeln Magerquark oder 2 Bechern Joghurt mit 3,5 Prozent Fett.

Fettreiche Lebensmittel liefern also auf kleinstem Volumen die meiste Energie, während kohlenhydrat- und proteinreiche Lebensmittel bei gleicher Kalorienmenge deutlich größere Portionen ergeben. Das erklärt, warum manche verarbeiteten Produkte wie zum Beispiel Dressings, Käse, Wurst und Backwaren einen hohen Kaloriengehalt haben – in ihnen steckt viel Fett, ohne dass wir es ihnen mit bloßem Auge ansehen können.

Der Genussfaktor

Nahrungsfett spielt eine zentrale Rolle für den Genuss beim Essen. Es verhilft dem Geschmack von Lebensmitteln und Speisen auf die Sprünge. Viele Aromastoffe sind nämlich fettlöslich – sie entfalten ihr volles Potenzial erst dann, wenn sie an Fett gebunden sind. Ohne Fett würden viele Speisen daher deutlich weniger intensiv schmecken.

Darüber hinaus trägt Fett entscheidend zum Mundgefühl bei: Es verleiht Speisen eine cremige, geschmeidige Konsistenz und sorgt für das, was wir als vollmundigen, abgerundeten Geschmack empfinden. Ob ein Stück Käse, ein Stück Schokolade oder eine Sahnesauce – ohne den Fettanteil bliebe das sinnliche Geschmackserlebnis unvollständig. Kommt Fett auch noch zusammen mit Zucker daher, ist der Genussfaktor noch größer: Fett und Zucker zusammen aktivieren die Belohnungszentren im Gehirn besonders stark.

TIPP BEI SCHÄRFE: Wasser hilft nicht, besser Milch trinken! Scharfstoffe, etwa aus Chili, sind fettlöslich, nicht wasserlöslich. Wassertrinken verteilt die Schärfe nur weiter im Mund. Das in der Milch enthaltene Fett bindet hingegen die Scharfstoffe an sich und lindert so das Brennen deutlich schneller.

Das natürliche Lösungsmittel

Nahrungsfett ist auch Träger und Lösungsmittel für andere fettlösliche Substanzen – beispielsweise die fettlöslichen Vitamine A, D, E und K. Sie brauchen Fett, damit der Körper sie aufnehmen, transportieren und nutzen kann. Praktischerweise kommen die fettlöslichen Vitamine in der Regel in Lebensmitteln zusammen mit Fett vor. Und wenn nicht, wie etwa bei der Vitamin-A-Vorstufe in den Karotten, dann reicht der Verzehr eines Löffels Öl oder eines Stücks Avocado dazu aus, um das fettlösliche Vitamin aufzunehmen.

Weder gut noch schlecht

Fett in der Ernährung hatte lange Zeit den Ruf des „Bösen“: Es galt als Dickmacher, Gesundheitsrisiko und Hauptverantwortlicher für Herz- und Kreislauferkrankungen. Der „Low Fat“-Trend, also möglichst wenig Fett zu essen, boomte in den 1980er- und 90er-Jahren. Der Boom wurde von der Lebensmittelindustrie gerne aufgenommen, und fettreduzierte Produkte haben auch heute noch einen hohen Marktanteil.

Die Rolle von Nahrungsfetten ist bis heute in der Diskussion. Seit Jahrzehnten wird sowohl in der Wissenschaft als auch in der breiten Öffentlichkeit darüber debattiert, ob es zum Abnehmen besser ist, fettarm oder kohlenhydratarm zu essen, also ob man lieber Fett oder Kohlenhydrate einsparen sollte. Zudem stellt sich die Frage, ob bestimmte Fettsäuren Übergewicht, Entzündungen, Stoffwechselstörungen wie Insulinresistenz und chronische Krankheiten eher fördern als andere (siehe Seite 49) und ob manche Fettsäuren womöglich sogar schützend wirken (siehe ab Seite 55). Unter den Fettsäuren gelten gesättigte Fettsäuren oft als „schlecht", ungesättigte als „gut". So wird beispielsweise Kokosöl wegen seiner mittelkettigen Fettsäuren mal als Heilmittel angesehen, mal wird es wegen seiner fast vollkommen gesättigten Fettsäuren zum todbringenden Gift erklärt. Dass es weder das eine noch das andere ist, erfahren Sie in den folgenden Kapiteln.

Klar ist: Fette gehören zu den lebenswichtigen Nährstoffen und in unserem Körper übernehmen Fette viele unverzichtbare Aufgaben, wie Sie im nächsten Kapitel noch ausführlicher lesen werden. Fette pauschal zu verteufeln, ist also nicht gerechtfertigt. Inzwischen ist der Blick auf diesen Nährstoff differenzierter und der schlechte Ruf relativiert. Während der „Low Fat"-Trend abebbt, gibt es nun aber auch genau gegenläufige Modeerscheinungen wie die besonders fettreiche Keto-Diät, über die Sie sich im letzten Kapitel informieren können (siehe Seite 174).

Nahrungsfette sind weder generell gut noch schlecht, ihre gesundheitlichen Auswirkungen variieren je nach Menge und Art des Fettes sowie je nach Kontext. Ob Fett für uns ein Gesundheitsbringer oder eher ein Gesundheitsproblem ist, hängt davon ab, welche Fettquellen wir bevorzugen und wie die Ernährung insgesamt aussieht – Fachleute sprechen vom Ernährungsmuster –, und davon, wie viel wir uns bewegen. Erst zu viel Fett oder ein ungünstiges Verhältnis der Fettsäuren machen mit größerer Wahrscheinlichkeit krank. Da nicht alle Fette und Fettquellen in unserer Ernährung gleich sind, kommt es daher auf die Wahl der Lebensmittel und Speisen an (siehe Seite 180).

Ein Blick in Länder wie Italien, Griechenland oder Spanien zeigt: Dort essen die Menschen traditionell recht fettreich. Trotzdem gilt die traditionelle Ernährungsweise in diesen Ländern – bekannt als mediterrane Ernährung – als besonders gesund. Studien zeigen, dass Menschen, die sich mediterran ernähren, im Schnitt bessere Blutfett- und Blutdruckwerte und bessere Blutzuckerwerte bei Typ-2-Diabetes haben sowie seltener chronische Krankheiten wie Herz-Kreislauf-Erkrankungen. Wie ist das möglich? Es geht nicht um die Menge, sondern um die Qualität: Basis der traditionellen mediterranen Ernährung sind pflanzliche Lebensmittel, vor allem Gemüse, Obst, Vollkornprodukte, Olivenöl, Hülsenfrüchte wie Bohnen sowie Nüsse und Saaten, gefolgt von Fisch und Meeresfrüchten. Fleisch und Süßigkeiten gibt es selten. Das ergibt ein Ernährungsmuster, das Herz und Gefäße schützt.

Wenn Fett zu einem Problem wird

Die typische Ernährung in vielen westlichen Ländern sieht heute anders aus als die gerade beschriebene mediterrane Ernährung: viel Fleisch, Fast Food, Fertigprodukte, süße und salzige Snacks und damit neben zu viel Zucker und Salz oft zu viel ungünstiges Fett.

Besonders tückisch sind Fette, die wir beim Anblick der Lebensmittel nicht bewusst wahrnehmen – die sogenannten versteckten Fette etwa in Käse, Wurst, Aufstrichen, Chips, Gebäck, Süßigkeiten, Fertigsaucen oder panierten Produkten. Beim Einkauf verpackter Produkte lohnt es sich daher, einen Blick auf die Zutatenliste und die Nährwertangaben zu werfen, um sich die Zusammensetzung vor Augen zu führen.

Erschwerend kommt hinzu, dass in unserer heutigen Umgebung jederzeit und überall fett- und zuckerreiche und damit kalorienreiche Lebensmittel verfügbar sind. Da viele davon hyperschmackhaft sind, verleiten sie uns sehr leicht und immer wieder dazu, sie zu vernaschen. Wenn unser Körper die Nahrungsfette nicht direkt verbrennt, weil er sie nicht zur Energiegewinnung benötigt, dann deponiert er das überschüssige Fett in Fett-, Muskel- und Leberzellen. Damit sorgt er für schlechte Zeiten vor, in denen er mit wenig Nahrung auskommen muss. Während die Vorliebe für kalorienreiche Nahrungsmittel genauso wie das Anlegen von Körperreserven für Zeiten mit knapper Nahrung für unsere frühen Vorfahren ein evolutionärer Vorteil waren, kann das heute zum Verhängnis werden. Die uneingeschränkte Verfügbarkeit von kalorienreicher Nahrung zusammen mit wenig körperlicher Bewegung ist fatal. Sie gilt als einer der Hauptfaktoren, die dazu beitragen, dass so viele Menschen von starkem Übergewicht, Typ-2-Diabetes und Herz-Kreislauf-Erkrankungen betroffen sind.

Eine Studie vom Max-Planck-Institut für Stoffwechselforschung in Köln zeigte, dass sich das menschliche Gehirn durch regelmäßiges Essen fett- und zuckerreicher Lebensmittel verändert, mit tragischer Folge: Die Messungen der Gehirnaktivitäten zeigten, dass sich das Gehirn durch den Konsum von Pommes und Co neu verdrahtet. Es lernt unterbewusst, belohnendes Essen zu bevorzugen. Die Forschenden stellten fest, dass besonders das dopaminerge System – der Bereich für Motivation und Belohnung – aktiviert wird. Wenn wir regelmäßig auch nur kleine Mengen Fett- und Zuckerreiches essen, lernt das Gehirn, auch weiterhin genau diese Lebensmittel zu bevorzugen, und wir wollen mehr davon. Dann fällt es schwer, sich gegen dieses Verlangen zu wehren und das Gehirn wieder auf fett- und zuckerärmere Lebensmittel umzuprogrammieren.

Das heißt also: Sowohl unsere Umgebung als auch unsere Physiologie – das sind die Abläufe in unserem Körper – machen es uns leicht, dauerhaft zu viel zu essen. Auch die Art des Nahrungsfettes macht sich in unserem Körper bemerkbar, ganz nach dem Motto „Du bist, was du isst". In unseren Zellen und Geweben findet sich das Muster an Fettsäuren wieder, das wir mal gegessen haben. Das ist auch bei anderen Tieren so. Fressen Hühner ein Futter, das Fischöl enthält, dann riechen und schmecken ihre Eier und das Fleisch fischig. Das heißt für uns: Wir können unsere Körperzusammensetzung durch die Art der Fette in unserer Ernährung beeinflussen – und damit auch unsere Gesundheit, die mit dem Muster der Fettsäuren in unseren Fettdepots, Zellmembranen und Zellen zusammenhängt. Wie Sie später noch sehen werden, ist es deshalb keine gute Idee, sich hauptsächlich von Frittiertem, Croissants, Schokolade und Schweinebauch zu ernähren. Besser ist es, die Art der Fette und fetthaltigen Lebensmittel bewusst zu wählen.

Die Lipide in unserem Körper

Was Fette & Co für uns leisten

Wenn wir etwas Fetthaltiges essen, wird das Fett im Magen, und dann vor allem im Darm, zunächst in kleinere Bestandteile zerlegt: in Monoglyceride und freie Fettsäuren. Damit diese im wässrigen Verdauungsmilieu des Darms löslich werden, verbinden sie sich mit Gallensalzen. Auf diese Weise können sie leichter in die Darmzellen aufgenommen werden. In den Darmzellen werden Fette zunächst wieder „zusammengebaut", damit der Körper sie weiterverwenden kann.

Um von dort aus mit dem Blut durch den Körper an ihren Bestimmungsort reisen zu können, brauchen die Lipide spezielle Transportcontainer. Denn sie sind ja nicht wasserlöslich, aber all unsere Körperflüssigkeiten sind mehr oder weniger gefärbtes Wasser: Magen- und Darmsäfte, Lymphflüssigkeit und eben auch das Blut. Also müssen die Lipide in wasserlösliche Hüllen verpackt werden, damit sie in Form dieser Transportcontainer effektiv befördert werden können. Die Transportcontainer – sie heißen Lipoproteine (siehe Seite 34) – bestehen aus einem fettigen Kern, der von speziellen Eiweißen, den Apoproteinen, umhüllt ist. Die Apoproteine machen die Kügelchen wasserlöslich, sodass sie im Körper bewegt werden können.

Für den Abtransport aus den Darmzellen werden die Fettbestandteile zunächst in Lipoproteine namens Chylomikronen verpackt. Über das Lymphsystem gelangen sie ins Blut. Diesen Weg nehmen die Fette mit langkettigen Fettsäuren und andere Lipide wie Phospholipide und Cholesterinverbindungen, denn sie sind zu groß und zu schlecht wasserlöslich, um direkt ins Blut zu gelangen. Kurz- und mittelkettige Triglyceride gehen direkt vom Darm ins Blut der Pfortader und ohne Umweg über die Lymphe zur Leber. Unabhängig davon kann die Leber auch selbst Triglyceride und Cholesterin herstellen.

Verpackt in weitere Lipoproteine verteilen sich die Fettbestandteile von der Leber aus im Körper und gelangen zu den verschiedenen Geweben und Organen, wo sie entweder verbrannt (zur Energiegewinnung), umgebaut (für spezielle Funktionen)

Fette – Brennstoff fürs Gehirn?

Das Gehirn braucht viel Energie, um zu funktionieren. Ohne den nötigen Treibstoff sinkt seine Leistung. Das gesunde Gehirn hat im Vergleich zu anderen Organen keine sichtbaren Fettspeicher als Energiequelle. Deshalb ging man lange Zeit davon aus, dass das Gehirn ausschließlich auf Glukose – also Zucker – als Treibstoff angewiesen ist. Doch Forschungsergebnisse aus den USA, Australien und Deutschland, die im Jahr 2025 in der Fachzeitschrift „Nature Metabolism" erschienen sind, stellen das infrage.

Entscheidend dafür ist unter anderem ein Gen namens DDHD2. Es kodiert für ein Enzym in Nervenzellen, das Triglyceride aufspaltet. In Versuchen mit Mäusen und isolierten Nervenzellen stellten Forschende nun fest: Die Blockierung dieses Gens lässt den Triglyceridspiegel an den Synapsen, den Übergängen zwischen den Nervenzellen, ansteigen, und bei niedrigem Glukosespiegel werden Fettsäuren zur Energieproduktion genutzt. Dies deutet darauf hin, dass bei normaler Gehirnfunktion kontinuierlich Triglyceride hergestellt und verbraucht werden. Das würde auch erklären, warum das gesunde Gehirn keine sichtbaren Fettspeicher hat.

Fette könnten also eine bisher unterschätzte Rolle für einen gesunden Stoffwechsel und die normale Funktion des Gehirns spielen. Störungen im Fettstoffwechsel könnten neurodegenerativen Erkrankungen wie Parkinson oder Alzheimer zugrunde liegen. Die Forschenden hoffen, dass ihre Erkenntnisse helfen, die Mechanismen hinter Krankheits- und Alterungsprozessen zu verstehen und letztlich Wege zum Schutz des Gehirns zu finden. Doch um das Zusammenspiel von Glukose- und Fettabbau im gesunden, alternden und kranken menschlichen Gehirn genauer zu klären, sind weitere Studien nötig.

oder gespeichert (als Energiereserve) werden.

Einmal an ihrem Zielort angekommen, übernehmen Lipide in unserem Körper eine Vielzahl wichtiger Aufgaben, sie sind weit mehr als nur Energiespender. Vom Baustoff bis zu Botenstoffen und der Gehirnfunktion – Lipide sind für viele lebenswichtige Prozesse im Körper unverzichtbar.

Energiespeicher im Depotfett

Durch ihren hohen Kaloriengehalt sind Triglyceride ideale Energiespeicher für unseren Körper. Er lagert sie als langfristige Energiereserve – als Depotfett – ein. Ein erwachsener Mensch, der mit einem Körpergewicht von 70 bis 75 Kilogramm sein Normgewicht hat, hat etwa 10 bis 15 Kilogramm Depotfett (bei Übergewicht ist es mehr). Das entspricht 90 000 bis 135 000 Kilokalorien, also etwa 180 bis 270 Tafeln Schokolade. Das Depotfett reicht, um ohne Nahrung mehrere Wochen ausreichend Energie zu bekommen.

Zum Vergleich: Von den Kohlenhydraten speichert unser Körper maximal nur etwa 0,5 Kilogramm in Form von Glykogen in Muskulatur und Leber. Das sind mit 1500 bis 2000 Kilokalorien gerade mal drei bis vier Tafeln Schokolade.

Stoß- und Kälteschutz

Fette übernehmen in verschiedenen Bereichen des Körpers eine wichtige Schutzfunktion: Das Depotfett wirkt wie ein Stoßdämpfer und schützt die inneren Organe vor mechanischen Einwirkungen. Auch in empfindlichen Geweben, wie denen unter den Fußsohlen oder an den Handflächen, schützt eine Fettschicht vor Verletzungen. An bestimmten Stellen stabilisiert das Fett auch Strukturen, zum Beispiel im Gesicht und in den Augenhöhlen. An diesen Stellen ist das Fett so wichtig, dass der Körper es nur in extremen Hungersituationen abbaut.

Ebenso wichtig ist die Funktion des Fettes unter der Haut als Kälteschutz. Das Unterhautfett dient als natürliche Isolierung, die verhindert, dass der Körper zu schnell auskühlt. Das Fett wirkt dabei wie eine Dämmung: Es bremst den Wärmeverlust über die Haut und hilft, die Körpertemperatur konstant zu halten – selbst bei kalter Umgebung. Menschen mit etwas mehr Unterhautfett frieren daher oft weniger schnell.

Bausteine der Zellen

Die Membranen, also die Hüllen der Körperzellen sowie auch von Strukturen im Inneren der Zellen, bestehen aus einer dünnen Doppelschicht von Lipiden. Sie ist etwa 5 Nanometer dick – also unsichtbar klein. Sie ist kein starres Häutchen, sondern eher eine bewegliche, flexible Schicht.

Für Stabilität bei gleichzeitiger Flexibilität und Durchlässigkeit sorgen im Wesentlichen die speziellen Lipide Phospholipide, Sphingolipide, Glykolipide und Cholesterin (Triglyceride spielen hier keine Rolle). Jedes dieser Lipidmoleküle hat einen wasserliebenden Teil und einen fettliebenden Teil. Deshalb ordnen sie sich in der Doppelschicht so an, dass die fettliebenden Teile sich zueinander ausrichten, also ins Innere der Membran zeigen. Die wasserliebenden Teile bilden das Äußere der Membran, also die beiden Seiten, die zum wässrigen Milieu im Innenbereich und Außenbereich der Zelle zeigen.

Dabei sind nicht alle Membranen gleich aufgebaut, sondern die Zusammensetzung der Lipide unterscheidet sich zwischen verschiedenen Geweben. Die „richtige“ Lipidzusammensetzung bestimmt beispielsweise, wie flexibel oder stabil die Membran ist, wie gut Signale weitergeleitet werden können oder wie Stoffe hinein- und hinausgelangen. Zum Beispiel enthält die Zellmembran von Nervenzellen besonders viele Glykolipide. In Membranen von roten Blutkörperchen oder Leberzellen kommen diese dagegen kaum vor. Mit anderen Worten: Die jeweilige Mischung der Lipide ist entscheidend dafür, wie eine Zellmembran funktioniert und sorgt dafür, dass jede Zellmembran ihre spezielle Aufgabe optimal erfüllen kann.

Grundsätzlich ist jede Membran beweglich wie eine Flüssigkeit. Diese Beweglichkeit nennt man Membranfluidität. Die Fluidität hängt ab von

- **der Länge der Fettsäuren in den Lipiden.** Lange Ketten machen die Membran „steifer“.
- **der Art der Fettsäuren.** Gesättigte Fettsäuren machen die Membran fester, ungesättigte Fettsäuren mit cis-Doppelbindungen machen die Membran „weicher“ und flexibler.

Welche Fettsäuren in den Membranlipiden eingebaut sind, hängt zum Teil von der Ernährung und vom Hormonstatus ab. Der Cholesterin- und der Proteinanteil in den Membranen beeinflussen auch deren Eigenschaften.

Kommunikation der Zellen

Lipide übernehmen in unseren Zellen weit mehr Aufgaben als nur den Aufbau von Membranen. So sind unsere Nervenzellen auf Lipide angewiesen, um Impulse weiterleiten zu können: Lipide wie Sphingomyeline, Cerebroside und Ganglioside sind Bausteine der Membranen von Nervenzellen und sichern die Weiterleitung von Reizen, ohne sie könnten Gehirn und Nerven nicht richtig arbeiten.

Manche Lipide wie Phospholipide dienen an Zellmembranen auch als „Halterung" für Enzyme, die dort wirken. Enzyme sind die Biokatalysatoren in unserem Stoffwechsel. Ein Beispiel ist der sogenannte GPI-Anker (Glycosylphosphatidylinositol-Anker), der unter anderem die Signalübermittlung und Transportvorgänge an Zellmembranen unterstützt.

Bestimmte Lipide helfen bei der Zellerkennung: Glykolipide sitzen auf den Zellmembranen und ermöglichen es den Zellen, sich gegenseitig zu identifizieren und damit Freunde von Fremden zu unterscheiden – eine Funktion, die besonders für das Immunsystem wichtig ist. Auch im Zellinneren gibt es Lipide wie Diacylglycerol oder Inositol-3-Phosphat, die als Botenstoffe Signale innerhalb der Zelle vermitteln.

Gallensäuren zur Fettverdauung

Wie kann es überhaupt gelingen, Fette aus der Nahrung zu verdauen, wenn sie in unserem Verdauungstrakt von Wasser umgeben sind – einem Medium, in dem sie sich gar nicht lösen können? Hier kommt ein cleverer Trick des Körpers ins Spiel: Gallensäuren. Diese besonderen Stoffe entstehen aus Cholesterin.

Gallensäuren wirken als natürliche Emulgatoren. Sie sorgen dafür, dass große Fetttröpfchen im Darm in viele winzige Tröpfchen zerlegt werden. Dadurch können die Verdauungsenzyme die Fette viel besser erreichen und aufspalten. Dabei entstehen freie Fettsäuren und Mono- und Diglyceride, die sich erneut an der Grenzfläche zum Wasser organisieren müssen. Auch hierbei helfen die Gallensäuren: Sie ordnen die Fettbestandteile in winzige Transportpartikel, sogenannte Mizellen, ein. Diese

Mizellen sind so aufgebaut, dass ihre wasserliebende Außenseite mit der Umgebung im Darm in Kontakt treten kann, während die fettlöslichen Teile im Inneren verborgen sind. Auf diese Weise können die Fettbausteine zur Darmwand transportiert und dort aufgenommen werden.

Hormone aus Cholesterin

Hormone sind Botenstoffe, die nahezu alle lebenswichtigen Prozesse im Körper steuern. Aus Cholesterin werden im Körper sogenannte Steroidhormone gebildet – dazu gehören zum Beispiel Cortisol, Östrogene und Testosteron. Außerdem entsteht aus Cholesterin auch die Vorstufe für die körpereigene Bildung von Vitamin D durch Sonnenlicht.

Steuerung der Gene

Fettsäuren – vor allem die mehrfach ungesättigten wie Eicosapentaensäure (siehe Seite 64) und Docosahexaensäure (siehe Seite 67) – können die Ak-

Warum Aspirin Schmerzen lindert

Wenn im Körper eine Verletzung oder eine akute Entzündung entsteht, werden Botenstoffe gebildet, die Schmerzen, Schwellung und Rötung auslösen. Zu diesen Botenstoffen gehören Eicosanoide aus der Gruppe der Serie-2-Prostaglandine.

Damit Prostaglandine entstehen können, nutzt der Körper als biologischen Helfer ein bestimmtes Enzym, das Cyclooxygenase heißt. Dieses Enzym sorgt dafür, dass in den Zellen aus Fettsäuren entzündungsfördernde Stoffe entstehen.

Aspirin (Acetylsalicylsäure) und andere entzündungshemmende Schmerzmittel greifen genau hier ein: Sie blockieren dieses Enzym und damit auch die Produktion der Prostaglandine. Dadurch beruhigt sich die Entzündung und der Schmerz lässt nach.

tivität bestimmter Gene beeinflussen. Dabei aktivieren sie spezielle „Schaltproteine“ im Zellkern, die sogenannten nuklearen Transkriptionsfaktoren. So können sie beispielsweise in der Leber, den Muskeln und im Fettgewebe dafür sorgen, dass Proteine entstehen, die wiederum für die Aufnahme und Verbrennung von Fettsäuren in den Zellen sowie die Neubildung von Fettsäuren nötig sind. Somit tragen die Fettsäuren selbst dazu bei, ihren Stoffwechsel zu regulieren.

Botenstoffe aus Fettsäuren – die Eicosanoide

Aus bestimmten mehrfach ungesättigten Fettsäuren bildet der Körper Abbauprodukte, die Oxylipine heißen. Zu der großen Stoffgruppe der Oxylipide gehören unter anderem Resolvine, Protectine und vor allem die Eicosanoide, die bisher am besten erforscht sind.

Eicosanoide sind körpereigene Signalstoffe, die unser Körper aus bestimmten Fettsäuren mit 20 Kohlenstoffatomen bildet, vor allem aus der Omega-6-Fettsäure Arachidonsäure und der Omega-3-Fettsäure Eicosapentaensäure. Diese Signalstoffe entstehen blitzschnell, wirken direkt vor Ort und werden dort auch wieder abgebaut.

EICOSI HEISST ZWANZIG: Der Name Eicosanoide stammt vom griechischen Wort „eicosi“ für „zwanzig“. Diese Stoffe heißen so, weil sie aus Fettsäuren mit 20 Kohlenstoffatomen aufgebaut sind.

Zu den Eicosanoiden gehören Prostaglandine, Thromboxane und Leukotriene, die jeweils in verschiedene Gruppen und Serien unterteilt sind. Sie steuern viele wichtige Prozesse im Körper wie Entzündungen, die Blutgerinnung, die Durchblutung und das Schmerzempfinden. Interessanterweise können sie dabei auch gegenteilige Wirkungen haben – manche fördern diese Prozesse, andere hemmen sie.

Der Omega-6- und der Omega-3-Weg

Entscheidend für die Bildung von Eicosanoiden ist, welche Fettsäure als Ausgangsstoff genutzt wird. Damit der Körper Eicosanoide herstellen kann, setzt er die dafür benötigten Fettsäuren aus den Membranlipiden

Der Omega-6- und Omega-3-Weg

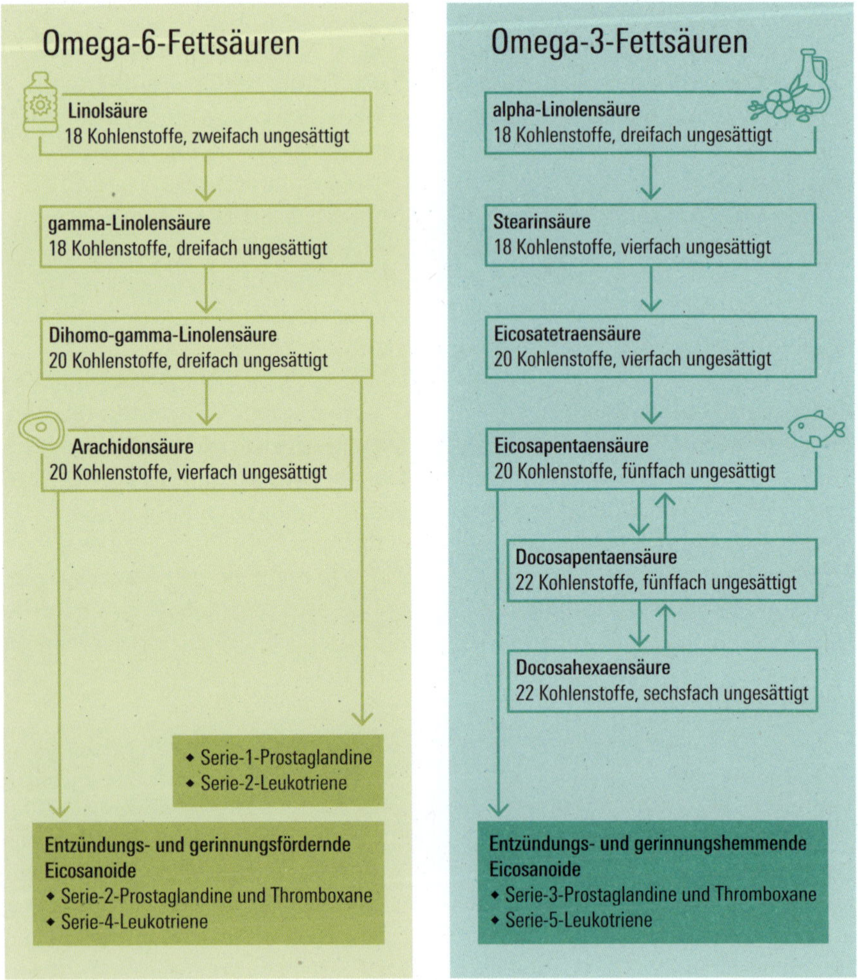

frei. Welche Fettsäuren dort verfügbar sind, hängt wiederum von unserer Ernährung ab. Dabei gibt es grundsätzlich zwei Wege.

Der Weg über Omega-6-Fettsäuren führt zu Eicosanoiden, die eher entzündungsfördernd und blutgerinnend wirken. Die wichtigste Ausgangsfettsäure für den Omega-6-Weg ist die Linolsäure (siehe Seite 72), die in den meisten Pflanzenölen enthalten ist. Sie kann zu Dihomo-gamma-Linolensäure und Arachidonsäure (siehe Seite 75) verlängert und umgebaut werden. Arachidonsäure ist die eigentliche Ausgangssubstanz für die Eicosanoidsynthese auf dem Omega-6-Weg. Arachidonsäure kann auch direkt aus dem Fett tierischer Lebensmittel wie Fleisch und Wurst stammen.

Der Weg über Omega-3-Fettsäuren führt zu Eicosanoiden, die meist schwächer wirken oder sogar entzündungs- und blutgerinnungshemmend sowie gefäßfreundlich sind. Er beginnt bei der alpha-Linolensäure (siehe Seite 58), die in geringen Mengen fast überall und vermehrt zum Beispiel in Leinöl, Rapsöl und Walnussöl vorkommt. Die Eicosapentaensäure als eigentliche Ausgangsfettsäure für Eicosanoide des Omega-3-Wegs findet sich in fettem Fisch und Mikroalgenöl (siehe Seite 160).

Spezielle Fettbotenstoffe lösen Entzündungen wieder auf

Entzündungen sind eine natürliche Abwehrreaktion des Körpers. Sie helfen dabei, Krankheitserreger zu bekämpfen oder beschädigtes Gewebe zu reparieren. Doch manchmal bleibt eine Entzündung länger bestehen – sie wird chronisch. Das kann auf Dauer Zellen und Gewebe schädigen.

Damit das nicht passiert, gibt es außer bestimmten Eicosanoiden noch weitere körpereigene Botenstoffe, die Entzündungen aktiv beenden und die Heilung einleiten. Diese Stoffe nennt man entzündungsauflösende Lipidmediatoren. Zu ihnen gehören die Resolvine, Protectine und Maresine. Diese Botenstoffe sorgen dafür, dass die Entzündung wieder abklingt und der Körper in die Heilungsphase übergeht. Sie entstehen aus den langkettigen Omega-3-Fettsäuren Eicosapentaensäure und Docosahexaensäure. Eine ausreichende Versorgung mit Omega-3-Fettsäuren kann unserem Körper also helfen, entzündliche Prozesse zu regulieren.

Die Fette im Blut

Fett im Blut klingt womöglich bedenklich – dabei ist es ganz normal und sogar unabdingbar, dass unser Blut Fettbestandteile enthält. Schließlich ist es dafür zuständig, diese an ihren Bestimmungsort zu transportieren. Sie gelangen auf zwei Wegen ins Blut: Der Körper kann sie zum großen Teil selbst herstellen, und er nimmt sie über die Nahrung aus dem Darm auf. Damit Lipide wie die Triglyceride und das Cholesterin über das Blut im Körper verteilt werden können, brauchen sie – wie bereits erwähnt – Transporter, sogenannte Lipoproteine.

HDL, LDL und andere Lipoproteine

Lipoproteine heißen so, weil sie aus Fett (Lipid) und Eiweiß (Protein) bestehen. Die Proteinmoleküle bilden eine kugelförmige Hülle um die wasserunlöslichen Fettbestandteile. Außerdem wirken die Proteinbausteine, auch Apoproteine genannt, wie „Adressaufkleber": Sie sorgen dafür, dass die Transportkügelchen von den richtigen Zellen erkannt werden, und sie bestimmen, welche Enzyme an den Teilchen angreifen können.

Menschen und Tiere haben unterschiedlich große und unterschiedlich dicht gepackte Lipoproteine. Sie werden in folgende Klassen eingeteilt:

- **Chylomikronen:** Hierbei handelt es sich um die größten Lipoproteine – mit einem Durchmesser von 100 bis 1000 Nanometer sind sie dennoch unsichtbar klein. Sie enthalten fast nur Triglyceride und sind daher sehr leicht. Sie entstehen im Darm nach dem Essen und transportieren Nahrungsfette über das Lymphsystem ins Blut und versorgen die Gewebe außerhalb der Leber, vor allem das Fett- und Muskelgewebe. Dabei verlieren sie den Großteil ihrer Triglyceride und werden zu cholesterinreichen Chylomikronen-Resten, die zur Leber wandern, die sie abbaut.
- **VLDL** (Very Low Density Lipoproteins; Lipoproteine sehr niederer Dichte): Sie sind mit 30 bis 70 Nanometer etwas kleiner als Chylo-

mikronen und enthalten mehr Proteine. Sie entstehen in der Leber und transportieren die dort gebildeten Triglyceride sowie Cholesterin zu anderen Geweben, wenn wir längere Zeit nichts gegessen haben.

- **IDL** (Intermediate Density Lipoproteins; Lipoproteine mittlerer Dichte): Diese Zwischenform zwischen VLDL und LDL wird zur Hälfte von der Leber aufgenommen, die andere Hälfte verliert weitere Fette und wird zu LDL.
- **LDL** (Low Density Lipoproteins; Lipoproteine niederer Dichte): Noch kleiner (15 bis 25 Nanometer), dichter und proteinreicher sind LDL. Sie enthalten zum Großteil Cholesterin, das sie zusammen mit anderen Lipiden von der Leber zu anderen Geweben transportieren. Allerdings können sie sich chemisch so verändern, dass sie verklumpen und sich an Gefäßwänden festsetzen. Dadurch können Entzündungen und schließlich Ablagerungen, die sogenannten Plaques, entstehen. Folge davon kann Arteriosklerose, also Arterienverkalkung, sein, die zu verminderter Durchblutung oder – wenn sich Ablagerungen lösen – zum Verschluss von Blutgefäßen durch Gerinnsel führen kann. Das ist die Ursache von Herzinfarkt, Schlaganfall und anderen Herz-Kreislauf-Erkrankungen. Deshalb gilt LDL-Cholesterin als „schlechtes Cholesterin".
- **HDL** (High Density Lipoproteins; Lipoproteine mit hoher Dichte): Die kleinsten (etwa 10 Nanometer), proteinreichsten und damit dichtesten Teilchen entstehen in Leber und Darm. Sie sammeln überschüssiges Cholesterin aus den Blutgefäßen und Geweben ein und bringen es zurück zur Leber, die es verarbeitet und über die Galle ausscheidet. Man kann HDL also auch als „Cholesterinentsorger" bezeichnen. Aufgrund dieser Funktion gilt HDL – im Gegensatz zum LDL – als „gutes Cholesterin".
- **Lipoprotein(a):** Das ist eine spezielle Art von Lipoprotein. Es besteht aus LDL, das mit einem zusätzlichen Protein, dem Apolipoprotein(a), fest verbunden ist. Seine genaue Funktion ist noch nicht bekannt. Bekannt ist aber, dass es sich in der Wand von Blutgefäßen ablagern und damit die Arterien-

verkalkung beschleunigen kann. Viel Lipoprotein(a) im Blut ist mit einem höheren Risiko für Herzinfarkt, Schlaganfall oder Durchblutungsstörung der Beinarterien verbunden. Das scheint bei Werten über 30 Milligramm pro Deziliter beziehungsweise 75 Nanomol pro Liter der Fall zu sein. Die Höhe des Blutspiegels ist weitgehend genetisch bedingt. Daher können etwa Lebensstilfaktoren wie gesunde Ernährung oder Bewegung den Lipoprotein(a)-Wert zwar nicht stark senken, aber sie sind trotzdem wichtig, weil sie andere Risikofaktoren für Herz-Kreislauf-Erkrankungen beeinflussen.

Wichtig: Alle diese Lipoprotein-Teilchen sind keine starren Formen. Sie wandeln sich ständig ineinander um und sorgen so dafür, dass Fette und Cholesterin genau dorthin gelangen, wo sie gebraucht werden – zum Beispiel ins Gehirn als Bausteine für Zellmembranen, in die Muskeln für Energie zum Arbeiten, ins Fettgewebe als Speicher oder in die Leber zur Entsorgung. Das heißt auch, LDL und HDL sind zunächst nichts weiter als den Anforderungen der Biochemie und des Stoffwechsels entsprechende Verpackungsmittel, um Fette und Cholesterin über das Blut effektiv transportieren zu können – sie sind also nicht per se „gut“ oder „schlecht“.

Die schlechte Seite der Blutfette

LDL-Cholesterin wird zum schlechten Cholesterin, wenn davon zu viel im Blut ist. Der Hintergrund: Wenn eine Zelle Cholesterin benötigt, bildet sie auf ihrer Oberfläche LDL-Rezeptoren. Diese wirken wie kleine „Andockstellen“: Die im Blut schwimmenden cholesterinhaltigen LDL-Teilchen erkennen diese Rezeptoren über ein bestimmtes Protein (Apoprotein B-100) und binden passgenau daran. Sobald die Bindung erfolgt, nimmt die Zelle das LDL auf und setzt Cholesterin daraus frei, um es zu nutzen. Das ist zwar lebenswichtig für die Zellen – doch zu viel davon wäre schädlich für sie. Daher stoppen sie die Aufnahme von LDL-Cholesterin aus dem Blut, sobald ihr Bedarf gedeckt ist.

Das kann für den Rest des Körpers problematisch werden: Der Spiegel von LDL-Cholesterin im Blut steigt an. Bei dauerhaft zu viel LDL-Cholesterin

So hoch sollten die Blutfettwerte sein nach Lipid-Liga (2025)

	Individuelles Risiko	Blutspiegel in Milligramm pro Deziliter (mg/dl)	 in Millimol pro Liter (mmol/l)
Triglyceride	nicht relevant	< 150	< 1,7
HDL-Cholesterin	nicht relevant	Frauen > 45	Frauen > 1,2
		Männer > 40	Männer > 1,0
Lipoprotein(a)	nicht relevant	< 30	< 75
LDL-Cholesterin	gering*	< 116	< 3,0
	moderat**	< 100	< 2,6
	hoch***	< 70 und ≥ 50 Prozent Absenkung vom Ausgangswert	< 1,8 und ≥ 50 Prozent Absenkung vom Ausgangswert
	sehr hoch****	< 55 und ≥ 50 Prozent Absenkung vom Ausgangswert	< 1,4 und ≥ 50 Prozent Absenkung vom Ausgangswert

* keine weiteren Risikofaktoren
** junge Menschen mit Diabetes mellitus Typ 1 < 35 Jahre bzw. Typ 2 < 50 Jahre bei Dauer weniger als 10 Jahre
*** Gesamtcholesterin > 310 mg/dl (> 8 mmol/l) oder LDL-Cholesterin > 190 mg/dl (> 4,9 mmol/l) oder Blutdruck ≥180/110 mmHg (Millimeter Quecksilbersäule); Familiäre Hypercholesterinämie ohne weiteren Risikofaktor; Typ-2-Diabetes länger als 10 Jahre; moderate Niereninsuffizienz
**** bekannte Herz-Kreislauf-Erkrankung; Typ-2-Diabetes mit Endorganschaden oder mit mindestens 3 Risikofaktoren; schwere chronische Niereninsuffizienz; Familiäre Hypercholesterinämie mit 1 Risikofaktor

im Blut kann sich das Cholesterin – wie erwähnt – in den Blutgefäßwänden ablagern. Diese werden steif und verengen sich. Durchblutungsstörungen bis hin zu Gefäßverschlüssen können die Folge sein. Ist das Herz betroffen, kann es zum Beispiel zum Herzinfarkt kommen, im Gehirn zum Schlaganfall und in den Beinen zur sogenannten peripheren arteriellen Verschlusskrankheit, besser bekannt als Schaufensterkrankheit.

Hingegen ist ein hoher HDL-Cholesterinspiegel gut, er ist mit einem geringeren Risiko verbunden. Das heißt im Umkehrschluss: Neben zu viel LDL-Cholesterin ist ein zu niedriger Blutspiegel von HDL-Cholesterin schlecht. Auch ein zu hoher Triglyceridspiegel ist ungesund. Außerdem ist ein erhöhter Lipoprotein(a)-Wert ein unabhängiger Risikofaktor. Diese Blutwerte gehören zu den zentralen Risikofaktoren für Herz-Kreislauf-Erkrankungen, ebenso wie Rauchen, Übergewicht, ein zu großer Bauchumfang, Bluthochdruck und Diabetes sowie eine familiäre Vorbelastung (etwa nahe Verwandte mit Herzereignis).

In der Tabelle auf Seite 37 finden Sie Grenzwerte für Triglyceride, HDL-Cholesterin und Lipoprotein(a). Für LDL-Cholesterin gibt es Zielwerte, die sich am individuellen Risikoprofil für Herz-Kreislauf-Erkrankungen orientieren.

Fettstoffwechselstörungen – Blutfette aus der Balance

Bei abnorm hohen oder niedrigen Konzentrationen von Lipoproteinen beziehungsweise Lipiden wie Triglyceriden und Cholesterin im Blut spricht man von Fettstoffwechselstörungen. Sie werden auch Dyslipidämien oder Hyperlipidämien beziehungsweise Dys- oder Hyperlipoproteinämien genannt. Davon gibt es viele unterschiedliche Formen mit unterschiedlichsten Ursachen. Manche sind vererbt, andere durch Krankheiten wie Diabetes oder Schilddrüsenunterfunktion verursacht oder durch ungünstige Ernährung, Rauchen und Bewegungsmangel mitbedingt. Am häufigsten sind Fettstoffwechselstörungen mit erhöhtem LDL-Cholesterin und/oder erhöhten Triglyceriden.

Zu erhöhten LDL-Spiegeln kommt es bei Menschen, deren Körper das LDL nicht richtig aus dem Blut in die Zellen aufnehmen kann. Das kann daran liegen, dass die entsprechenden

Cleveres Feedback reguliert die Cholesterinproduktion

Unser Körper kann seinen Bedarf an Cholesterin von 1 bis 1,5 Gramm pro Tag komplett selbst decken. Die Eigenproduktion wird streng reguliert, damit weder zu viel noch zu wenig Cholesterin in den Zellen landet. Das geschieht über clevere Feedback-Schleifen:

Das Schlüsselenzym für die körpereigene Produktion heißt HMG-CoA-Reduktase. Es arbeitet vor allem in den Zellen der Leber und kann – je nach Bedarf – aktiv oder inaktiv sein. Insulin, Schilddrüsenhormone und viel vorhandene Energie aktivieren das Enzym und fördern damit die Cholesterinproduktion. Glukagon und wenig Energie – etwa in Hungerphasen – hemmen die Aktivität, das heißt, die Cholesterinbildung wird gedrosselt und der Cholesterinspiegel im Blut sinkt.

Wenn in den Zellen bereits genug Cholesterin vorhanden ist, stoppt der Körper die eigene Produktion: Es werden keine neuen HMG-CoA-Reduktase-Moleküle mehr gebildet. Gleichzeitig werden weniger LDL-Rezeptoren produziert, die Cholesterin reinlassen würden.

Auch bei cholesterinreichem Essen sinkt die Enzymaktivität und damit die dann unnötige Eigenproduktion. Bekommt der Körper hingegen wenig Nahrungscholesterin, fährt er die Eigenproduktion hoch. Das bedeutet auch: Selbst eine sehr cholesterinarme Ernährung kann den Cholesterinspiegel nur mäßig senken. Allerdings funktioniert die Selbstregulation nicht bei allen Menschen gleich gut. Es gibt sogenannte Responder, bei denen eine hohe Cholesterinzufuhr tatsächlich die Blutfettwerte ansteigen lässt. Bei Non-Respondern passiert das kaum oder gar nicht. Ist die Zufuhr mit etwa 500 bis 600 Milligramm Cholesterin pro Tag sehr hoch, kann das aber auch bei Non-Respondern negativ wirken, besonders wenn gleichzeitig die Zufuhr gesättigter Fettsäuren etwa aus Wurst, fettem Fleisch oder Käse hoch ist.

Andockstellen an den Zellen – die LDL-Rezeptoren – defekt sind oder die LDL-Teilchen diese Andockstellen nicht erkennen, weil ihr dafür zuständiges Protein – das Apoprotein B-100 – erblich bedingt verändert ist. Auch andere Apoproteine können erblich bedingt verändert sein und zu Problemen im Fettstoffwechsel führen.

Der Triglyceridspiegel im Blut steigt, wenn das Gleichgewicht zwischen Zufuhr, Neubildung in der Leber und Verbrauch gestört ist. Teilweise wird das durch Ernährungsgewohnheiten verursacht: Zu viel Alkohol, schnell resorbierbare Kohlenhydrate (Zucker) und viel Nahrungsfett lassen den Triglyceridwert steigen. Es kann aber auch erblich bedingt sein. Es gibt zum Beispiel den angeborenen Mangel an Lipoproteinlipase (LPL). Das ist ein Enzym, das die Triglyceride in die Bestandteile Glycerin und Fettsäuren spaltet. Daher kann ein LPL-Mangel zu extrem hohen Triglyceridwerten führen. Bei Menschen mit Diabetes werden vermehrt Fettsäuren ins Blut abgegeben, weil die hemmende Wirkung von Insulin auf die Freisetzung von Fettsäuren aus der Fettzelle abgeschwächt ist. Die freigesetzten Fettsäuren gelangen zur Leber, die vermehrt Triglyceride damit aufbaut.

Individuelle LDL-Cholesterinzielwerte zu erreichen und erhöhte Triglyceridwerte zu senken, ist wichtig. Ein gesunder Lebensstil mit Nichtrauchen, reichlich Bewegung und Umstellung der Ernährung, wie im Kapitel 5 beschrieben, bringt die Blutfettwerte in die richtige Richtung. Reicht dies nicht aus, ist zusätzlich eine medikamentöse Therapie wichtig.

IHR RISIKO KENNEN: Eine Blutabnahme reicht, um den HDL- und LDL-Cholesterinspiegel sowie die Triglyceride zu bestimmen. Lassen Sie die Werte regelmäßig checken. Um Ihr individuelles Risiko beurteilen zu können, gibt es verschiedene Bewertungssysteme, zum Beispiel den PROCAM-Risiko-Score oder SCORE2. Diese helfen, das Risiko anhand von verschiedenen Parametern wie Blutwerten, Alter, Blutdruck, Rauchen, Diabetes und Herzinfarkt in der Verwandtschaft einzuschätzen. Fragen Sie in Ihrer Hausarztpraxis danach. Lassen Sie auch den Lipoprotein(a)-Wert messen – einmal im Leben reicht, da er sich nicht wesentlich verändert.

Das Fettgewebe – ein aktives Organ

Oft als lästiges Anhängsel betrachtet: Fettgewebe, das für die zu hohe Zahl auf der Waage oder das Unwohlsein beim Anblick des eigenen Körpers verantwortlich gemacht wird. Doch Fettgewebe ist keineswegs nur eine Frage des Gewichts oder der Optik.

Fettgewebe besteht in erster Linie aus Fettzellen, die in der Fachsprache Adipozyten heißen. Hier ist das Körperfett zusammen mit fettlöslichen Vitaminen und etwas Wasser gespeichert. Heute ist bekannt, dass Fettgewebe nicht nur ein passiver Energiespeicher und Polstermasse ist (siehe Seite 27). Die Forschung zeigt: Fettgewebe ist ein hochaktives Organ mit zentraler Bedeutung für unseren Stoffwechsel und unsere Gesundheit. Es reguliert den Energiehaushalt, gibt Botenstoffe ab und beeinflusst damit den gesamten Stoffwechsel, das Immunsystem und sogar unser Hunger- und Sättigungsgefühl. Sowohl zu viel als auch zu wenig Fettgewebe ist für den Körper ungesund. In beiden Fällen kann das Fettgewebe seine Aufgaben nicht richtig erfüllen, was sich negativ auf den gesamten Stoffwechsel auswirkt. Entscheidend ist aber nicht nur das Volumen, sondern auch die Verteilung und die Art des Fettgewebes.

Wandelbarer Fettspeicher

Das Fett im Fettgewebe unterliegt einem ständigen Auf- und Abbau – je nachdem, wie viel Energie der Körper gerade verbraucht und wie viele Kalorien wir mit der Nahrung aufnehmen. So entscheidet unser Körper fortlaufend, ob er Fette im Fettgewebe speichert oder freisetzt und verbrennt – und diese Entscheidung hängt stark davon ab, woraus die Nahrung besteht und wie dadurch die Hormonspiegel beeinflusst werden.

Fettaufbau

Nach dem Essen ist Bunkern angesagt: Das Hormon Insulin (und auch Schilddrüsenhormone) sorgt dafür, dass Enzyme aktiv werden, die Fette aufbauen und speichern. In den Fettzellen wird die Lipoproteinlipase aktiviert. Dieses Enzym hilft dabei, Fettsäuren aus dem Blut aufzunehmen und einzulagern. Gleichzeitig wird die hormonsensitive Lipase, die gespeicherte Fette abbaut, gehemmt. Das Ergebnis: Überschüssige Energie wird in Form von Fett gespeichert.

Essen wir längerfristig zu viel und bewegen uns zu wenig, dann steigt das Gewicht durch größer werdende Fettdepots. Denn unser Körper wandelt überschüssige Kalorien aus Fettsäuren und aus Glukose (Zucker) sowie auch aus Alkohol und Proteinen in Triglyceride um. Die Triglyceride reichern sich in Fettzellen an, die dadurch größer werden. Geraten sie an ihre Kapazitätsgrenze, vermehren sich die Fettzellen, sodass sie zusätzliche Triglyceride aufnehmen können. Verhängnisvoll: Die neu gebildeten Fettzellen bleiben auch bestehen, wenn die Ernährung wieder zu wenig Kalorien liefert.

Fettabbau

Wenn der Körper längere Zeit nichts zu essen bekommt und ihm Energie fehlt, stellt er Energie aus seinen Fettreserven bereit. Das heißt, er zerlegt

Zu viel Zucker füllt die Fettdepots: Wie der Körper Fettsäuren bildet

Wenn die Körperspeicher für Zucker (Glykogen) in Muskeln und Leber voll sind und mehr Zucker aufgenommen wird, als zur Energiegewinnung benötigt wird, wandelt der Körper den überschüssigen Zucker in Fett um: In den Mitochondrien, den „Kraftwerken" der Zellen, entsteht aus Zucker zunächst ein Stoff namens Citrat. Wenn mehr Citrat entsteht, als der Körper zur Energiegewinnung braucht, wird es ins Zellplasma transportiert und dort zur Herstellung neuer Fettsäuren genutzt. Die Fettsäuren werden dann zu Triglyceriden aufgebaut und im Fettgewebe gespeichert. So kann ein dauerhaftes Überangebot an Zucker dazu führen, dass sich die Fettdepots im Körper vergrößern.

Triglyceride wieder in ihre Bestandteile. Dafür sorgen die im Hungerzustand ausgeschütteten Hormone wie Adrenalin und Glukagon. Sie aktivieren die hormonsensitive Lipase in den Fettzellen (siehe Seite 42), die die dort gespeicherten Fette abbaut. Die frei werdenden Fettsäuren gelangen ins Blut. Fast alle Gewebe (außer Gehirn und rote Blutkörperchen) können sie zur Energiegewinnung nutzen. Dabei werden sie nach der Aufnahme in die Zellen aktiviert und in die Mitochondrien – die Kraftwerke der Zellen – transportiert. Die sorgen für ihren schrittweisen Abbau, wobei sie jeweils kleine Teile aus zwei Kohlenstoffatomen, sogenannte Acetyl-CoA-Moleküle, abspalten. Diese verbrennen sie dann, um Energie zu gewinnen. Im Hungerzustand läuft der Abbau von Fettsäuren in der Leber besonders stark. Auch das beim Fettabbau frei werdende Glycerin wird nicht verschwendet: Es gelangt in die Leber und wird dort zu Glukose umgebaut.

Das Fettgewebe spricht

Das Fettgewebe reagiert auf zu viel oder zu wenig Essen nicht einfach nur, indem es größer oder kleiner wird. Als aktives Organ produziert es selbst verschiedene Hormone und ähnliche Botenstoffe und gibt sie ins Blut ab. Diese Stoffe werden auch Adipokine oder Adipozytokine genannt. Sie wirken dann an anderen Stellen im Körper, wo sie wichtige Prozesse steuern, zum Beispiel Hunger und Sättigung, Blutzuckerspiegel, Entzündungen oder den Energieverbrauch.

Zu den im Fettgewebe entstehenden Hormonen gehört unter anderem Leptin. Leptin teilt dem Gehirn mit, wie voll die Fettspeicher sind. Je mehr Triglyceride sich im Fettgewebe ansammeln, desto höher ist auch der Leptinspiegel im Blut. Leptin sagt im Gehirn: „Die Speicher sind voll. Du kannst weniger essen." Liegt jedoch ein – sehr seltener – angeborener Defekt im Leptin-Gen vor und bildet der Körper nur wenig oder kein Leptin, dann fehlt dieses Signal. Das Gehirn „weiß" dann nicht, dass genug Energie gespeichert ist. Die Folge: ständiges Essen und starkes Übergewicht.

Ein weiterer der über 50 Botenstoffe aus dem Fettgewebe ist zum Beispiel Adiponektin, das den Zuckerstoffwechsel beeinflusst. Adiponektin macht die Zellen für das blutzuckersenkende Hormon Insulin empfindlicher. Steigt der Insulinspiegel, wird Adiponektin vermehrt freigesetzt. Im Normalfall mindert das das Hungergefühl. Ist der Insulinspiegel allerdings chronisch erhöht, dann wird nicht viel Adiponektin freigesetzt und das Sättigungsgefühl bleibt aus.

Außerdem produziert das Fettgewebe auch Östrogene, die weiblichen Geschlechtshormone, und sogenannte Zytokine, wie zum Beispiel Tumornekrosefaktor alpha (TNF-α) und Interleukin-6 (IL-6), die unter anderem das Immunsystem und Entzündungsprozesse steuern.

Die Fettverteilung zählt

Je nachdem, wo im Körper Fettgewebe liegt, erfüllt es unterschiedliche Aufgaben:

- **Unterhautfettgewebe,** auch subkutanes Fett, liegt direkt unter der Haut. Es schützt uns vor Kälte.
- **Bauchfett,** auch als viszerales Fett bekannt, befindet sich in der Bauchhöhle und umgibt die inneren Organe. Dieses Fett ist besonders stoffwechselaktiv und gilt als gesundheitlich problematisch, wenn es zu viel wird (siehe rechts).
- **Fettgewebe um Blutgefäße,** sogenanntes perivaskuläres Fettgewebe, gibt Botenstoffe ab, die Einfluss auf die Gefäßfunktion und den Blutdruck haben können.
- **Gelbes Knochenmark** liegt in den Hohlräumen der Knochen. Es ist eine inaktive Form des Knochenmarks und besteht aus fettreichen Zellen.

Die Lage des Fettgewebes im Körper bestimmt also maßgeblich, welche Aufgaben es übernimmt und wie es auf unseren Stoffwechsel wirkt.

Apfel oder Birne?

Ob Übergewicht krank macht, hängt nicht nur von der Menge des Körperfetts ab, sondern vor allem davon, wo der Körper das Fett speichert. Also von der sogenannten Körperfettverteilung. Das erklärt, warum es Menschen gibt, die trotz Übergewicht einen gesunden Stoffwechsel haben, während das bei anderen mit Normalgewicht nicht der Fall ist.

Wo der Körper bevorzugt Fett ansetzt, ist nicht zufällig, sondern unter anderem vom Geschlecht abhängig. Plakativ unterscheidet man den Apfel- und den Birnentyp:

Bauchumfang: Wann wird es riskant?

Risiko für Folgekrankheiten durch Stoffwechselstörungen	Taillenumfang in Zentimetern	
	Frauen	Männer
leicht erhöht	80 bis unter 88	94 bis unter 102
deutlich erhöht	ab 88	ab 102

- **Apfeltyp, typisch für Männer, hohes Gesundheitsrisiko:** Dieser Typ speichert Fett vor allem im Bauchbereich – und zwar nicht nur unter der Haut, sondern auch tiefer im Bauchraum rund um die inneren Organe. Dieses sogenannte viszerale Fett ist besonders aktiv im Stoffwechsel. Es reagiert empfindlich auf Stresshormone wie Adrenalin, baut sich bei Nahrungsmangel rasch ab und setzt viele Entzündungsbotenstoffe frei. Viszerales Fett gilt als besonders kritisch, da es mit erhöhtem Risiko für Herz-Kreislauf-Erkrankungen, Typ-2-Diabetes und Entzündungsprozesse verbunden ist. Typischerweise sind Männer schon in jüngeren Jahren der Apfeltyp, bei Frauen nimmt das Bauchfett mit den Wechseljahren deutlich zu.
- **Birnentyp, typisch für Frauen, geringeres Gesundheitsrisiko:** Dieser Typ speichert mehr Fett an Hüfte, Gesäß und Oberschenkeln. Dieses subkutane Fett ist relativ inaktiv und setzt nur wenige Entzündungsstoffe frei. Es ist auch schlecht mobilisierbar – das heißt, die Fettpolster beim Birnentyp schrumpfen beim Abnehmen nicht so leicht. Dafür ist diese für Frauen typische Art der Fettverteilung gesundheitlich weniger problematisch als der Apfeltyp. Die allein durch das erhöhte Körpergewicht bedingten Probleme wie die Belastung der Gelenke sind zwar dieselben wie beim Apfeltyp, aber das Risiko für Folgekrankheiten durch die beschriebenen Stoffwechselstörungen ist beim Birnentyp geringer.

Als einfaches Maß für die Fettverteilung dient der Umfang des Bauchs. Denn ein großer Bauchumfang weist meist auf viel viszerales Fett hin – selbst, wenn das Körpergewicht nicht zu hoch ist. Zu messen ist der Bauchumfang im Stehen in der Mitte zwischen der letzten Rippe und dem Beckenkamm, also in der Taille, bei leichter Atmung. Welcher Bauchumfang als riskant gilt, zeigt Ihnen die Tabelle auf Seite 45.

Warum Bauchfett krank macht – stille Entzündung

Wenn wir unserem Körper langfristig mehr Energie zuführen, als er verbrauchen kann, lagert er die überschüssige Energie vor allem im viszeralen Fettgewebe ab, also im Fett, das unsere inneren Organe im Bauchraum umgibt. Das ist zunächst eine normale Reaktion des Körpers. Doch irgendwann kippt sie: Das Fettgewebe gerät unter Stress, baut Blutgefäße um und reagiert mit einer Entzündung. Dabei verändert sich das Maß der vom Fettgewebe ausgeschütteten Botenstoffe, die einerseits lokal im Fettgewebe wirken, aber auch über das Blut den ganzen Körper beeinflussen, also systemisch wirken können. Entzündungsstoffe wie TNF-α und IL-6 steigen an. Sie beeinträchtigen die Wirkung des Hormons Insulin, sodass Leber und Muskeln Zucker schlechter verwerten können. Der Blutspiegel des Hormons Adiponektin, das normalerweise die Zuckerverwertung verbessert, sinkt hingegen. Je mehr viszerales Fett sich ansammelt, desto stärker treten die ungünstigen Veränderungen auf. Auch andere Botenstoffe wie Leptin werden vermehrt produziert. Leptin bremst zwar den Appetit, aber dauerhaft hohe Leptinwerte können dagegen resistent machen und Entzündungen fördern. Zudem schüttet überlastetes Fettgewebe weitere Stoffe aus, die Abwehrzellen des Immunsystems ins Fettgewebe locken, was die Entzündungsprozesse weiter verstärkt.

So läuft im Körper ständig eine leichte Entzündungsreaktion ab, ohne dass man sie direkt bemerkt. Auf Englisch ist die Rede von „low-grade inflammation“. Diese stille Entzündung unterscheidet sich deutlich von einer klassischen Entzündung, wie man sie etwa bei einer Verletzung oder Infektion kennt. Denn sie verläuft unbemerkt und dauerhaft. Sie kann weite Teile des Stoffwechsels beeinträchtigen und langfristig das Risiko für Krankheiten wie Diabetes, Bluthochdruck oder Herz-Kreislauf-Erkrankungen erhöhen.

Braunes Fettgewebe wärmt von innen

Unter dem Mikroskop unterscheiden Fachleute weißes und braunes Fettgewebe, die sich entsprechend farblich unterscheiden. Bisher haben wir uns hier mit dem weißen Fettgewebe befasst. Auch wenn allgemein von „Fettgewebe" die Rede ist, ist in der Regel das weiße Fettgewebe gemeint.

Braunes Fettgewebe unterscheidet sich deutlich vom „normalen" weißen Fettgewebe. Seine kleineren Fettzellen enthalten viele kleine Fetttropfen und sind reich an Mitochondrien. Diese Kraftwerke der Zellen verleihen dem Gewebe seine typische braune Farbe. Im Gegensatz zum weißen Fettgewebe speichert es keine Energie – es verbrennt Energie und produziert Wärme, wie ein Heizkraftwerk. Das nennt man Thermogenese.

Besonders wichtig ist braunes Fett bei Neugeborenen und Säuglingen, die ihre Körpertemperatur noch nicht gut selbst regulieren können. Bei Erwachsenen kommt es nur noch an wenigen Stellen vor, unter anderem am Hals, über dem Schlüsselbein und unterhalb der Schulterblätter. Ein stark ausgeprägtes braunes Fettgewebe haben hingegen Tiere, die Winterschlaf halten.

Kältereiz wie etwa Eisbaden stimuliert das braune Fettgewebe zur Wärmeproduktion. Der Grund: Der Kältereiz führt zur Ausschüttung von Stresshormonen, unter anderem Noradrenalin. Das bringt die braunen Fettzellen dazu, Fettsäuren zu verbrennen. Ein spezielles Protein namens Thermogenin entkoppelt dabei die Energieproduktion in den Mitochondrien – die Energie geht direkt in Wärme über.

Studien zeigen, dass neben Kälte zum Beispiel auch Stoffe aus dem Essen die Aktivität des braunen Fettgewebes beeinflussen können. Und es gibt Hinweise, dass Menschen mit einem aktiven braunen Fettgewebe ein geringeres Risiko für Krankheiten wie Typ-2-Diabetes, erhöhte Blutfettwerte, Bluthochdruck oder Arterienverkalkung haben. All das ist aber noch nicht gut genug erforscht, um daraus Schlüsse für den Alltag der Ernährung oder die Medizin zu ziehen.

Die Leber als Managerin im Fettstoffwechsel

Neben dem Fettgewebe spielt die Leber eine Schlüsselrolle im Fettstoffwechsel (und im Stoffwechsel anderer Nährstoffe). Alles, was wir essen, gelangt über den Darm und die Pfortader in die Leber. Hier werden Nährstoffe verarbeitet, gespeichert und umgebaut und Schädliches wie Alkohol, Arzneistoffe oder Stoffwechselabfälle entgiftet. Doch schon vorher, bei der Fettverdauung im Darm, ist die Leber wichtig, da sie täglich etwa 1 Liter Galle produziert; die gelb-grüne Flüssigkeit hilft dabei, Fette zu spalten und aufzunehmen. Außerdem scheidet die Leber über die Galle Cholesterin aus.

Die Leber kann Fettsäuren abbauen, neue Lipide wie Triglyceride und Cholesterin aufbauen und sie bei Bedarf wieder ins Blut abgeben. Je nachdem, ob wir gerade gegessen haben oder nicht, verändert sich ihre Arbeitsweise:

- **Direkt nach dem Essen** baut die Leber überschüssige Glukose in Fettsäuren um. Diese werden zu Triglyceriden verknüpft und in den VLDL-Transportern ins Blut abgegeben. So gelangen sie in andere Gewebe, wo sie gespeichert oder als Energiequelle genutzt werden können.
- **Zwischen den Mahlzeiten oder in Fastenzeiten** greift die Leber bei erschöpften Zuckervorräten auf Fettsäuren aus dem Fettgewebe zurück. Sie nutzt diese für sich selbst als Energiequelle, aber es passiert noch etwas Besonderes: Sie bildet aus Fettsäuren die Ketonkörper. Diese sind wasserlöslich und können als Ersatzbrennstoff für Glukose dienen, insbesondere den Muskeln und, bei längerem Fasten, sogar dem Gehirn (siehe Seite 174).

Wenn die Leber dauerhaft mehr Nährstoffe bekommt, als sie verarbeiten kann, lagert sich Fett in den Leberzellen ein. Der Prozess kann auf Dauer ernsthafte Folgen haben.

Wenn zu viel Fett in der Leber landet

Bei zucker- und fettreicher Ernährung mit einem Überschuss an Kalorien sammelt sich Fett in den Leberzellen an. Übergewicht und vor allem zu viel Bauchfett (siehe Seite 44) erhöhen das Risiko für eine sogenannte Fettleber. Schon bei leichtem Übergewicht haben fast zwei von drei Menschen eine Fettleber. Bei starkem Übergewicht sind es sogar neun von zehn. Da Alkohol hier nicht die Hauptursache ist, spricht man bei dem Prozess von einer nicht-alkoholischen Fettlebererkrankung.

Diese Fettlebererkrankung entsteht, weil in der Leber zu viele Triglyceride gebildet werden. Fett- und zuckerreiches Essen sowie das Anfluten vieler freier Fettsäuren aus dem Bauchfett in die Leber begünstigen diesen Prozess. Eine Insulinresistenz – also wenn die Körperzellen nicht mehr richtig auf Insulin reagieren – wirkt zusätzlich verstärkend. So sammelt sich Fett in den Leberzellen an. Die Fettansammlung ist auf Dauer für die Leberzellen toxisch. Das heißt, die Fettansammlung schädigt die Zellen und es kann zu Entzündungen kommen. Daran sind auch entzündungsfördernde Stoffe, die vermehrt aus dem Bauchfett freigesetzt werden, beteiligt. Die Entzündungen können langfristig zu Narbenbildung (Fibrose) und schließlich zu einer Leberzirrhose führen, bei der das Organ seine Funktion nach und nach verliert. In seltenen Fällen kann sich daraus sogar Leberkrebs entwickeln. Besonders gefährdet sind Menschen mit Übergewicht, aber auch Menschen mit Fettstoffwechselstörungen oder Typ-2-Diabetes – bei ihnen tritt die nicht-alkoholische Fettlebererkrankung besonders häufig auf.

Gegen die Fettleber gibt es bisher kein spezielles Medikament. Deshalb setzt die Behandlung bei den Ursachen an: Solange das Gewebe noch nicht zerstört ist, ist nämlich eine Besserung durch gesündere Ernährung, mehr Bewegung und eine allmähliche Gewichtsabnahme möglich.

Von Alpha bis Omega: Die wichtigsten Fettsäuren

Fettsäuren: Eigenbau mit Limits

Wir versorgen unseren Körper mit Fettsäuren über die Nahrungsfette aus fetthaltigen Lebensmitteln. Gleichzeitig kann unser Körper die meisten Fettsäuren aber auch selbst herstellen. Das macht er in verschiedenen Geweben, nach dem Essen jedoch vorwiegend in der Leber und dem Fettgewebe.

Ausgangssubstanz für die körpereigene Produktion von Fettsäuren ist etwa das Zuckermolekül Glucose oder der Alkohol Ethanol. Diese Moleküle zerlegt der Körper in kleinere Bruchstücke, bei denen es sich um das schon erwähnte Acetyl-CoA (siehe Seite 43) handelt. Diese Bruchstücke baut er wiederum Schritt für Schritt zusammen. Das macht er so oft, bis die aus 16 Kohlenstoffatomen bestehende Fettsäure Palmitinsäure entstanden ist. Dieser Grundbaustein kann dann noch durch den Einbau weiterer Kohlenstoffatome oder durch das Einfügen von Doppelbindungen verändert werden – je nachdem, was der Körper gerade braucht. So verwandelt der Körper also andere energieliefernde Stoffe in Fettsäuren und eventuell in Energiespeicher in Form von Fett.

Der Umbau von Palmitinsäure hat jedoch Grenzen: Der Körper von Säugetieren wie dem Menschen kann zwar Doppelbindungen einfügen, aber das nur in dem Bereich zwischen dem neunten Kohlenstoffatom und dem Säureende einer Fettsäure. Deshalb kann unser Körper Omega-3-Fettsäuren wie alpha-Linolensäure (siehe Seite 58) und Omega-6-Fettsäuren wie Linolsäure (siehe Seite 72), die Doppelbindungen zwischen dem neunten Kohlenstoffatom und dem Methylende enthalten, nicht selbst von Grund auf neu aufbauen. Daher gelten alpha-Linolensäure und Linolsäure als zufuhressenzielle Nahrungsbestandteile in der menschlichen Ernährung.

In diesem Kapitel betrachten wir genauer, was das bedeutet und welche Eigenschaften weitere mengenmäßig bedeutsame Vertreter der gesättigten Fettsäuren sowie der einfach ungesättigten Fettsäuren und der mehrfach ungesättigten Fettsäuren besitzen.

Die gesättigten Fettsäuren

Gesättigte Fettsäuren – also solche ohne Doppelbindungen (siehe Seite 14) – kann unser Körper in der Leber und im Fettgewebe selbst herstellen. Dabei entstehen üblicherweise Palmitinsäure und Stearinsäure. Aber auch unsere Lebensmittel liefern gesättigte Fettsäuren. Wenn die alltägliche Ernährung viele gesättigte Fettsäuren bietet, reduziert der Körper seine Produktion.

Vor allem tierische Fette wie Butter, Schweineschmalz und Rindertalg liefern gesättigte Fettsäuren. Bei Raumtemperatur sind gesättigte Fettsäuren meistens fest – deshalb fließt die Butter nicht vom Brot. Auch einige wenige Pflanzenfette enthalten vorwiegend gesättigte Fettsäuren, nämlich Palmöl, Palmkernfett, Kokosöl und Kakaobutter. Letztere stammen von Pflanzen, die in tropischen Regionen wachsen. Ihr hoher Gehalt an gesättigten Fettsäuren ist eine clevere Anpassung an das Klima, denn gesättigte Fettsäuren können selbst unter feucht-heißen Bedingungen nicht oxidieren.

Unser Körper nutzt die gesättigten Fettsäuren vor allem als Energiequelle. Darüber hinaus wirken nicht alle gleich. Gesättigte Fettsäuren mit etwa 12 bis 16 Kohlenstoffatomen (zum Beispiel enthalten in Butter, Wurst oder Kokosöl) können dazu führen, dass die Zellen weniger LDL-Cholesterin, also das sogenannte schlechte Cholesterin, aus dem Blut aufnehmen, weil sie die Aktivität der LDL-Rezeptoren unterdrücken (siehe Seite 36). Dadurch steigt der Gesamtcholesterin- und LDL-Cholesterinspiegel, während der Spiegel des „guten" HDL-Cholesterins nur leicht zunimmt. Langfristig kann dies das Risiko für Gefäßverkalkung und Herz-Kreislauf-Erkrankungen erhöhen. Stearinsäure – eine gesättigte Fettsäure mit 18 Kohlenstoffatomen (zum Beispiel enthalten in Kakao oder Rindfleischfett) – treibt den LDL-Cholesterinspiegel hingegen nicht nach oben – vermutlich, weil sie im Körper teilweise in Ölsäure (eine einfach ungesättigte Fettsäure, siehe Seite 56) umgewandelt wird.

PALMITINSÄURE

Die häufigste gesättigte Fettsäure

Wie der Name schon andeutet, ist Palmitinsäure ein Hauptbestandteil des Palmöls. Im menschlichen Körper ist die 16 Kohlenstoffatome lange Palmitinsäure die am häufigsten vorkommende gesättigte Fettsäure. Ein 70 Kilogramm wiegender Mann besteht aus 3,5 Kilogramm Palmitinsäure. Der Gehalt an Palmitinsäure im Körper bleibt normalerweise erstaunlich konstant. Selbst wenn die Ernährung mehr oder weniger davon liefert, verändert sich die Menge im Körpergewebe kaum. Das liegt daran, dass der Körper Palmitinsäure bei Bedarf aus anderen Fettsäuren, Kohlenhydraten und Aminosäuren selbst herstellen kann.

Die Aufgaben im Körper

Palmitinsäure ist ein Grundbaustein vieler Lipide, die je nach Stoffwechselsituation mit ihr entstehen. In Form von Triglyceriden wird sie im Fettgewebe gespeichert und dient als Energiereserve. Eingebaut in Phosphoglyceride ist sie Bestandteil von Membranen und sorgt für deren Stabilität. Die Palmitinsäure kann aber auch zu längerkettigen Fettsäuren umgebaut werden. Dabei können Doppelbindungen eingefügt werden, sodass ungesättigte Fettsäuren daraus entstehen können (siehe „Fettsäuren: Eigenbau mit Limits“ siehe Seite 51). Außerdem kann aus Palmitinsäure etwa der antientzündliche und schmerzstillende Botenstoff Palmitoylethanolamid entstehen, und in der Lunge spielt sie eine Rolle für die Bildung von Surfactant, einer Substanz, die das Atmen erleichtert.

WAS DARF WERBUNG? Das europäische Lebensmittelrecht erlaubt gesundheitsbezogene Werbeaussagen, sogenannte Health Claims, zu Lebensmitteln inklusive Nahrungsergänzungsmitteln. Diese Aussagen müssen wissenschaftlich bewiesen und offiziell zugelassen sein. Für Lebensmittel mit geringem oder reduziertem Gehalt an gesättigten Fettsäuren ist folgende gesundheitsbezogene Werbeaussage zugelassen: „Eine Reduzierung der Aufnahme an gesättigten Fettsäuren trägt zur Aufrechterhaltung eines normalen Cholesterinspiegels im Blut bei.“

Gehalt an Palmitinsäure

in Gramm pro 100 Gramm Lebensmittel

Palmöl	42
Butterschmalz	27
Kakaobutter	25
Schweineschmalz	24
Margarine	12
Paranuss	10
Nuss-Nougat-Creme	8–10
Camembert (mind. 60 % F. i. Tr.)	9
Kokosöl	9
Palmkernfett	9
Schokolade	8
Schlagsahne (30 % Fett)	7
Fleischwurst	7
Schweinebauch	7
Rapsöl	6

Quellen in der Ernährung

Palmitinsäure kommt in vielen tierischen und pflanzlichen Lebensmitteln vor. Tierische Quellen sind zum Beispiel Fleisch, Wurst, Butter, Schmalz, Milchprodukte wie Sahne und Käse. Unter den pflanzlichen Lebensmitteln liefern Palmöl, Kokosöl und Kakaobutter besonders viel Palmitinsäure. Kleinere Mengen sind auch in Nüssen, Samen und pflanzlichen Ölen enthalten. Außerdem steckt Palmitinsäure in industriell verarbeiteten Lebensmitteln, da die Lebensmittelindustrie Palmöl in zahlreichen verarbeiteten Produkten wie beispielsweise Keksen, Schokolade, Eis, Margarine, Tütensuppen und Nuss-Nougat-Creme einsetzt.

Die ideale Menge

Palmitinsäure zu essen, ist nicht lebensnotwendig, da unser Körper sie selbst herstellen kann. Sie in Maßen zu essen, ist unproblematisch, ein Zuviel ist allerdings ungünstig: Hohe Mengen können die Blutfettwerte – vor allem das LDL-Cholesterin – erhöhen und damit die Blutgefäße und das Herz belasten.

Entscheidend ist aber nicht die Menge allein, sondern das Verhältnis von Palmitinsäure und anderen gesättigten Fettsäuren zu ungesättigten Fettsäuren, insbesondere zu mehrfach ungesättigten Fettsäuren aus der Omega-3- und Omega-6-Familie. Denn unser Körper braucht ein ausgewogenes Verhältnis zwischen gesättigten und ungesättigten Fettsäuren, damit seine Zellmembranen stabil und gleichzeitig flexibel bleiben. Kurzfristige Schwankungen in der Ernährung kann der Körper zwar gut ausgleichen, aber seine Balance kann nachhaltig gestört werden – zum Beispiel durch einen Lebensstil mit zu fett-, zucker- und kalorienreicher Ernährung sowie Bewegungsmangel. Das kann zu einer Fettstoffwechselstörung, erhöhtem Blutzucker, Fetteinlagerungen in Organen und chronischer Entzündung beitragen. Dann bildet der Körper selbst mehr Palmitinsäure, als gut ist. Damit steigt auch der Gehalt an Palmitinsäure im Gewebe – das natürliche Gleichgewicht gerät aus der Balance. Manche Fachleute vermuten, dass die negativen Wirkungen von Palmitinsäure weniger von ihr selbst abhängen, sondern vielmehr von einem ungünstigen Verhältnis zwischen Palmitinsäure und ungesättigten Fettsäuren – vor allem dann, wenn gleichzeitig Überernährung und eine gesteigerte körpereigene Fettproduktion hinzukommen.

Einfach ungesättigte Fettsäuren

Einfach ungesättigte Fettsäuren sind die Stars der mediterranen Ernährung, insbesondere die Ölsäure aus dem Olivenöl. Beobachtungsstudien zeigen: Wenn die Ernährung reichlich einfach ungesättigte Fettsäuren und dafür wenig gesättigte Fettsäuren liefert, ist das günstig für den Fettstoffwechsel: Der Gesamt- und LDL-Cholesterinspiegel ist im Schnitt niedriger, ohne den HDL-Cholesterin- und den Triglyceridspiegel negativ zu beeinflussen. Wenn die Triglyceride im Blut zu hoch sind, dann kann der Austausch von Kohlenhydraten (Zuckern) durch einfach ungesättigte Fettsäuren sie senken. Insgesamt ist eine an einfach ungesättigten Fettsäuren reiche Ernährung besser für die Blutfettwerte als eine kohlenhydratreiche Ernährung. Wie genau der Wirkmechanismus von einfach ungesättigten Fettsäuren ist, ist noch unklar; es gibt Annahmen, vor allem für die Ölsäure.

ÖLSÄURE

Die wichtigste einfach ungesättigte Fettsäure

Die Ölsäure ist die wichtigste Vertreterin der einfach ungesättigten Fettsäuren in der Ernährung und im menschlichen Körper. Sie besteht aus einer Kette von 18 Kohlenstoffatomen und trägt eine Doppelbindung am neunten Kohlenstoffatom von hinten. Daher gehört sie zur Omega-9-Familie. Mitglieder dieser Familie – auch die längeren als die Ölsäure – kann unser Körper selbst herstellen. Gleichzeitig nimmt er sie mit der Nahrung auf. Die berühmteste Quelle ist das Olivenöl. Aber auch Rapsöl ist eine gute Quelle.

Da Ölsäure nur eine Doppelbindung besitzt, kann sie nur einmal oxidieren – das heißt, sie ist sehr stabil, und daher wird ölsäurereiches Olivenöl nicht so leicht ranzig.

Der hohe Ölsäuregehalt in Olivenöl ist eine Anpassung des Olivenbaums an das mediterrane Klima, in dem er wächst: Der Olivenbaum ist Temperaturschwankungen zwischen 0 und 35 Grad Celsius ausgesetzt. Mit einem Schmelzpunkt von minus 5 Grad Celsius bleibt die Ölsäure unter diesen Bedingungen in der Frucht des Olivenbaums geschmeidig und funktionstüchtig.

Die Aufgaben im Körper

Ölsäure ist die im menschlichen Fettgewebe am häufigsten vorkommende Fettsäure. Wie alle Fettsäuren liefert die Ölsäure Energie, und sie dient als Baustein für Zellmembranen. In der Nervenschutzschicht, dem Myelin, ist Ölsäure besonders reichlich vorhanden.

Ölsäure gilt als herzfreundlich, denn unter anderem senkt sie den LDL-Cholesterinspiegel und hemmt Gefäßverkalkungen. Man nimmt an, dass Ölsäure die Aufnahme und den Abbau von LDL-Cholesterin in den Zellen fördert. Außerdem scheint ölsäurereiches LDL widerstandsfähiger gegen Oxidation zu sein. Das könnte die Beobachtung erklären, dass Menschen in den Mittelmeerländern mit hohem Olivenölkonsum seltener Herz-Kreislauf-Erkrankungen erleiden. Außerdem gibt es Hinweise, dass Ölsäure krebshemmend und entzündungshemmend wirkt und dass sie das Risiko für Typ-2-Diabetes senken könnte.

WAS DARF WERBUNG? In der EU ist folgende gesundheitsbezogene Werbeaussage für Ölsäure zugelassen: „Der Ersatz von gesättigten Fettsäuren durch ungesättigte Fettsäuren in der Ernährung trägt zur Aufrechterhaltung eines normalen Cholesterinspiegels im Blut bei. Ölsäure ist eine ungesättigte Fettsäure." Mit dieser Aussage dürfen Hersteller bei Lebensmitteln mit einem hohen Gehalt an ungesättigten Fettsäuren werben.

Quellen in der Ernährung

Ölsäure ist die Hauptfettsäure vieler pflanzlicher Öle. Besonders reichhaltig ist sie in Olivenöl enthalten, in dem sie mit etwa 70 Prozent den Hauptbestandteil ausmacht. Auch in Rapsöl (etwa 60 Prozent) und Erdnussöl (etwa 50 Prozent) ist sie zu finden. Weitere Quellen sind Avocados, Mandeln, Haselnüsse, Cashewkerne, Erdnüsse. Tierische Produkte wie Geflügel- und Schweinefett enthalten sie auch.

Die ideale Menge

Für Ölsäure allein gibt es keine Zufuhrempfehlung wie bei den essenziellen Fettsäuren alpha-Linolensäure (siehe Seite 58) und Linolsäure (siehe Seite 72), denn unser Körper kann Ölsäure selbst bilden. Die Deutsche Gesellschaft für Ernährung (DGE) empfiehlt, dass alle einfach ungesättigten Fettsäuren inklusive Ölsäure mindestens 10 Prozent der täglichen Energiezufuhr ausmachen sollten. Bei einem Menschen mit einer Energiezufuhr von 2000 Kilokalorien pro Tag entspricht das etwa 22 Gramm pro Tag. Die Menge steckt zum Beispiel in 3 Esslöffeln Olivenöl oder 2 Handvoll Haselnüssen.

Gehalt an Ölsäure

in Gramm pro 100 Gramm Lebensmittel

◆ Olivenöl	69
◆ Avocado	64
◆ Erdnussöl	55
◆ Gänsefett	55
◆ Haselnüsse	51
◆ Rapsöl	45
◆ Schweineschmalz	40
◆ Rindertalg	36
◆ Mandeln	30
◆ Cashewkerne	29
◆ Erdnüsse	22
◆ Gans, mit Haut, gegart	10

Mehrfach ungesättigte Omega-3-Fettsäuren

Die Omega-3-Fettsäuren sind neben den Omega-6-Fettsäuren die Hauptklasse der mehrfach ungesättigten Fettsäuren. Omega-3-Fettsäuren haben mindestens eine Doppelbindung in der Kohlenstoffkette, die sich vom Methylende der Kette aus am dritten Kohlenstoffatom befindet.

Es gibt mehrere verschiedene Omega-3-Fettsäuren, aber die meisten wissenschaftlichen Studien konzentrieren sich auf drei für den Menschen besonders wichtige Mitglieder dieser Familie: alpha-Linolensäure, Eicosapentaensäure und Docosahexaensäure. Alpha-Linolensäure enthält 18 Kohlenstoffatome, während Eicosapentaensäure (EPA) mit 20 Kohlenstoffatomen und Docosahexaensäure (DHA) mit 22 Kohlenstoffatomen als langkettige Omega-3-Fettsäuren gelten.

Omega-3-Fettsäuren sind als Bausteine der Phospholipide wichtige Bestandteile der Zellmembranen und sorgen dafür, dass unsere Zellen richtig funktionieren. Daneben liefern Omega-3-Fettsäuren Energie für den Körper und dienen als Ausgangsstoff für entzündungs- und gerinnungshemmende Eicosanoide (siehe Seite 31), die wichtige Prozesse zum Beispiel im Herz-Kreislauf-System, in der Lunge, im Immunsystem und in hormonellen Abläufen steuern.

ALPHA-LINOLENSÄURE

Die essenzielle Omega-3-Fettsäure

Alpha-Linolensäure (ALA) ist eine aus 18 Kohlenstoffen bestehende dreifach ungesättigte Fettsäure aus der Omega-3-Familie. Sie ist zufuhressenziell, das heißt: Unser Körper kann sie nicht selbst herstellen und muss sie über die Nahrung aufnehmen.

Die Aufgaben im Körper

Alpha-Linolensäure dient beim Menschen als Vorstufe für die längerkettigen Omega-3-Fettsäuren EPA (siehe

Seite 64) und DHA (siehe Seite 67), die zum Beispiel für Gehirn, Augen und Herz besonders wichtig sind. Allerdings kann unser Körper alpha-Linolensäure nur sehr begrenzt umwandeln – Berichten zufolge weniger als 10 Prozent (siehe Seite 61). Studien zeigen zudem, dass Frauen im gebärfähigen Alter alpha-Linolensäure etwas effizienter umwandeln als gleichaltrige Männer, was vermutlich mit dem Hormon Östrogen zusammenhängt. Ein Teil der aufgenommenen alpha-Linolensäure – zwischen 10 und 60 Prozent – wird auch zur Energiegewinnung verbrannt.

Darüber hinaus ist alpha-Linolensäure – wie andere Fettsäuren – ein Baustein von Zellmembranen und spielt eine wichtige Rolle in der Entwicklung des Gehirns und des Nervensystems, insbesondere beim Fötus. Über ihre Stoffwechselprodukte und ihren Einfluss auf die Aktivität von Genen kann alpha-Linolensäure entzündungshemmend wirken.

Quellen in der Ernährung

Alpha-Linolensäure steckt vor allem in pflanzlichen Lebensmitteln. Besonders reichhaltig sind pflanzliche Öle, vor allem Lein-, Soja-, Hanf-, Raps- und Walnussöl. Auch ganze Samen und Nüsse wie Leinsamen, Chiasamen und Walnüsse sind gute Quellen. In Gemüse wie zum Beispiel Gurke, Tomate, Kartoffel steckt alpha-Linolensäure nur in sehr kleinen Mengen. Einen nennenswerten Beitrag zur Versorgung mit dieser wichtigen Fettsäure leistet Gemüse jedoch nicht.

WAS DARF WERBUNG? In der EU ist folgende gesundheitsbezogene Werbeaussage für alpha-Linolensäure (ALA) zugelassen: „ALA trägt zur Aufrechterhaltung eines normalen Cholesterinspiegels im Blut bei." Verpflichtend ist dabei der Hinweis, dass sich die Wirkung bei einer täglichen Aufnahme von 2 Gramm einstellt. Erlaubt ist auch folgende Aussage für alpha-Linolensäure und die Omega-6-Fettsäure Linolsäure: „Essenzielle Fettsäuren werden für ein gesundes Wachstum und eine gesunde Entwicklung bei Kindern benötigt." Es ist dabei zudem darauf hinzuweisen, dass sich die Wirkung bei einer täglichen Aufnahmemenge einstellt, die bei alpha-Linolensäure 0,2 Prozent und bei Linolsäure 1 Prozent des Energiebedarfs entspricht.

Gehalt an alpha-Linolensäure

in Gramm pro 100 Gramm Lebensmittel

◆ Chiaöl	56–71
◆ Leinöl	53
◆ Leinsamen	17–20
◆ Hanföl	20
◆ Chiasamen	18
◆ Walnussöl	12
◆ Walnüsse	10
◆ Rapsöl	9
◆ Weizenkeimöl	8
◆ Sojaöl	8
◆ Olivenöl	0,7

Die ideale Menge

Um den Bedarf an Omega-3-Fettsäuren zu decken, empfiehlt die DGE 0,5 Prozent der Energie in Form von alpha-Linolensäure aufzunehmen. Die absolute Menge hängt also von der Energiezufuhr ab. Sie reicht somit von täglich 0,3 Gramm alpha-Linolensäure bei Säuglingen (das ist die Menge, die Muttermilch pro Tag liefert) bis zu 1,4 Gramm bei männlichen Jugendlichen sowie Schwangeren und Stillenden. Schwangeren und Stillenden empfiehlt die Fachgesellschaft zudem längerkettige Omega-3-Fettsäuren (EPA, DHA) in einer Menge von mindestens 200 Milligramm pro Tag zu sich zu nehmen.

1 TEELÖFFEL ZUR BEDARFSDECKUNG: Schon 1 Teelöffel Leinöl liefert mehr als 2 Gramm alpha-Linolensäure und deckt somit den Schätzwert für die optimale Zufuhr dieser essenziellen Fettsäure ab.

Neben der Menge an alpha-Linolensäure allein ist auch das Verhältnis zur Menge der Linolsäure, der essenziellen Omega-6-Fettsäure, relevant. Beide Fettsäuren nutzen im Körper dieselben Enzyme für ihre Umwandlung. Wer sehr viel Linolsäure aufnimmt – zum Beispiel durch Sonnenblumen-, Mais- oder Distelöl – hemmt dadurch die Umwandlung von alpha-Linolensäure in EPA und in DHA. Das ist problematisch, weil die beiden letztgenannten Fettsäuren die eigentlich entscheidenden, langkettigen Omega-3-Fettsäuren sind, und für viele gesundheitsfördernde Wirkungen verantwortlich.

Der Weg von alpha-Linolensäure zu EPA und DHA ist begrenzt

Die alpha-Linolensäure ist zwar eine sehr wichtige pflanzliche Omega-3-Fettsäure, aber damit der Körper von alpha-Linolensäure wirklich profitiert, muss er sie erst in die längerkettigen Formen umwandeln. Das heißt, der gesundheitliche Nutzen von alpha-Linolensäure hängt auch davon ab, wie gut der Körper sie in die biologisch wirksameren, langkettigen Omega-3-Fettsäuren EPA und DHA umwandeln kann.

Diese Umwandlung findet vor allem in der Leber statt – sie ist jedoch begrenzt. Vermutlich werden nur weniger als 10 Prozent der alpha-Linolensäure umgewandelt. Die Rate hängt unter anderem auch von individuellen Faktoren wie der Stoffwechselleistung sowie dem Verhältnis von Omega-6- zu Omega-3-Fettsäuren in der Ernährung ab (siehe Seite 76).

Fachleute gehen daher davon aus, dass alpha-Linolensäure allein möglicherweise oft nicht ausreicht, um den Körper optimal mit EPA und DHA zu versorgen. Hinzu kommen Hinweise, dass bereits fertig vorliegende EPA – etwa aus fettem Seefisch – im Körper zwei- bis zehnmal stärker wirkt als alpha-Linolensäure aus pflanzlichen Quellen wie Lein- oder Rapsöl. Deshalb gilt die direkte Zufuhr von EPA und DHA über die Ernährung als der effektivste Weg, ihren Gehalt im Körper zu erhöhen. Idealerweise sollten Sie sie daher regelmäßig über die Nahrung aufnehmen.

Schätzwert für die Zufuhr von alpha-Linolensäure

Alter	**alpha-Linolen-säure** in Prozent der Energie-zufuhr**	**Richtwert für die Energiezufuhr*** in Kilokalorien pro Tag**		**alpha-Linolensäure** in Gramm pro Tag	
		weiblich	**männlich**	**weiblich**	**männlich**
0 bis unter 4 Monate	0,5	500	550	0,3	0,3
4 bis unter 12 Monate	0,5	600	700	0,3	0,4
1 bis unter 4 Jahre	0,5	1 100	1 200	0,6	0,7
4 bis unter 7 Jahre	0,5	1 300	1 400	0,7	0,8
7 bis unter 10 Jahre	0,5	1 500	1 700	0,8	0,9
10 bis unter 13 Jahre	0,5	1 700	1 900	0,9	1,1
13 bis unter 15 Jahre	0,5	1 900	2 300	1,1	1,3
15 bis unter 19 Jahre	0,5	2 000	2 600	1,1	1,4
19 bis unter 25 Jahre	0,5	1 900	2 400	1,1	1,3
25 bis unter 51 Jahre	0,5	1 800	2 300	1,0	1,3
51 bis unter 65 Jahre	0,5	1 700	2 200	0,9	1,2
ab 65 Jahre	0,5	1 700	2 100	0,9	1,2
Schwangere im 2. Trimester	0,5	Alterswert +250		Alterswert +0,1	
Schwangere im 3. Trimester	0,5	Alterswert +500		Alterswert +0,3	
Stillende	0,5	Alterswert +500		Alterswert +0,3	

* Referenzperson mit geringer körperlicher Aktivität, ** laut Deutscher Gesellschaft für Ernährung (DGE)

Aus dem Eismeer zum Hype in Kapseln

Omega-3-Fettsäuren schreiben eine lange Erfolgsgeschichte. Es begann schon im 19. Jahrhundert mit der Beobachtung des dänischen Arztes Ferdinand Victor Alphons Prosch, dass in Grönland lebende Menschen zwar ungewöhnlich oft Nasenbluten hatten, aber sonst sehr gesund waren. Das brachte er mit ihrer fettreichen Ernährung aus Fisch, Robben- und Walfleisch in Verbindung.

In den 1970er-Jahren bestätigten die dänischen Forscher Jørn Dyerberg und Hans Olaf Bang, was Prosch vermutete: Das Blut der traditionell lebenden Menschen in Grönland gerinnt langsamer – vermutlich wegen spezieller Fettsäuren in den dort reichlich verspeisten Kaltwasserfischen und Meeressäugern. Diese wurden später als langkettige Omega-3-Fettsäuren identifiziert. Herzinfarkte und Schlaganfälle schienen auf Grönland auffallend selten zu sein im Vergleich zur westlichen Welt, und das, obwohl die Menschen kaum frisches Gemüse und Obst aßen. Leider stützten die beiden dänischen Forscher sich bei ihrer Annahme zur Herz-Kreislauf-Gesundheit auf unzuverlässige Statistiken der lokalen Gesundheitsbehörden. Die hatten wegen schlechter Gesundheitsversorgung aber gar keine Ahnung, woran die Menschen erkrankten und starben. Dennoch verbreitete sich wie ein Lauffeuer, dass Fischöl das Herz schützt, und Nahrungsergänzungsmittel sollen seitdem – so die Werbung – vor Herzinfarkt und Schlaganfall schützen.

Heute belegt die Forschung, dass die Omega-3-Fettsäuren EPA und DHA zahlreiche Prozesse im Körper günstig beeinflussen – vom Blutdruck und den Blutfetten über Entzündungsprozesse, die Blutgerinnung und die Nierenfunktion bis zur Flexibilität der Zellen. Letzteres ist für Kaltwassertiere überlebenswichtig, da ihre Zellmembranen bei sehr niedrigen Temperaturen geschmeidig bleiben müssen.

Klar ist auch: EPA und DHA unterstützen die Herz-Kreislauf-Gesundheit. Fischessende und Menschen mit höherem Spiegel von EPA und DHA haben im Schnitt seltener Herz-Kreislauf-Probleme. Aber dass die Einnahme von hoch dosierten langkettigen Omega-3-Fettsäuren oder Nahrungsergänzungsmitteln mit Fischöl wirkungsvoll vor Herzinfarkt oder Schlaganfall schützt, können Studien nicht einheitlich belegen. Ein Überangebot durch eine hohe Dosis, wie sie mit manchen Nahrungsergänzungsmitteln möglich ist, kann unter Umständen sogar kontraproduktiv sein. Es gibt Hinweise, dass eine hohe Dosis von über 1000 bis 2000 Milligramm Vorhofflimmern, also eine Herzrhythmusstörung, begünstigen könnte (siehe Seite 159).

Da Lebensmittel wie Fisch eine Vielzahl von Nährstoffen und andere gesundheitsfördernde Bestandteile liefern, sollte der Nährstoffbedarf möglichst über sie gedeckt werden. In bestimmten Situationen können Nahrungsergänzungsmittel oder angereicherte Lebensmittel aber sinnvoll sein, etwa wenn Sie keinen Fisch essen oder in der Schwangerschaft.

EICOSAPENTAENSÄURE

Die entzündungshemmende Fettsäure

Eicosapentaensäure, kurz EPA, ist eine langkettige, mehrfach ungesättigte Omega-3-Fettsäure mit 20 Kohlenstoffatomen und 5 Doppelbindungen. In reiner Form ist sie eine farblose ölige Flüssigkeit. Ihr Schmelzpunkt ist mit unter −50 Grad Celsius sehr niedrig. Dadurch bleibt sie auch bei arktischer Kälte flüssig. Genau deshalb sind übrigens Fische aus kalten Meeren so reich an EPA: Sie nehmen reichlich langkettige Omega-3-Fettsäuren über Mikroalgen und Kleinstkrebse wie Krill auf und bauen sie in ihre Zellmembranen und das Fettgewebe ein, die dadurch auch bei der Kälte flexibel bleiben – ein überlebensnotwendiger Vorteil.

Unser Körper kann EPA zwar aus der pflanzlichen alpha-Linolensäure selbst herstellen, sodass alpha-Linolensäure einen Beitrag zur Versorgung des Körpers mit EPA leisten kann. Aber die Umwandlungsrate ist gering (siehe Kasten Seite 61). Deshalb ist es deutlich effizienter, EPA direkt aufzunehmen.

Die Aufgaben im Körper

EPA ist ein Baustein der Zellmembranen. Durch ihre cis-Doppelbindungen hat die Fettsäure eine „geknickte“ Struktur (siehe Seite 15). Das macht Membranen, in die EPA eingebaut wird, flexibler.

Des Weiteren ist EPA Ausgangsstoff für spezielle Signalstoffe, die Eicosanoide und Resolvine (siehe Seite 31), die Entzündungen hemmen können und die die Fließeigenschaften des Blutes, den Blutdruck und das Immunsystem beeinflussen. Zudem kann unser Körper EPA weiter zu DHA (siehe Seite 67) umwandeln. EPA kann wie DHA in hoher Dosis den Triglyceridspiegel im Blut senken. Sie trägt zur Gesundheit von Herz und Gefäßen bei. Eine vermehrte Zufuhr kann auch günstige Effekte auf entzündliche Erkrankungen wie rheumatoide Arthritis haben.

Die Quellen in der Ernährung

EPA kommt in nennenswerten Mengen fast ausschließlich in Lebensmit-

Eicosapentaensäure als Antidepressivum?

Seit einigen Jahren bringen Forschende einen Mangel an mehrfach ungesättigten Omega-3-Fettsäuren mit dem Krankheitsverlauf von Depression in Verbindung. Klinische Studien und zusammenfassende Auswertungen zeigen, dass an Depression erkrankte Menschen niedrigere Spiegel an mehrfach ungesättigten Omega-3-Fettsäuren, insbesondere DHA und EPA, aufweisen. Die Einnahme mehrfach ungesättigter Omega-3-Fettsäuren, insbesondere mit hohem Anteil von EPA, hat sich als wirksam zur Linderung depressiver Symptome erwiesen.

Die internationale Fachgesellschaft für Forschung zur Ernährungspsychiatrie hat im Jahr 2019 eine Praxisleitlinie veröffentlicht: Sie empfiehlt EPA-reiche Omega-3-Präparate für die Behandlung von schwerer Depression und sieht eine Dosis von 1 bis 2 Gramm EPA pro Tag als wirksam an. Bei einer Behandlung ist die regelmäßige Überwachung möglicher Nebenwirkungen wie Beschwerden im Magen-Darm-Trakt oder mit der Haut sowie des Stoffwechselprofils wichtig.

Gehalt an EPA

Fisch, in Gramm pro 100 Gramm

◆ Hering	0,8
◆ Lachs	0,7
◆ Makrele	0,6
◆ Sardine	0,5
◆ Forelle	0,4
◆ Thunfisch	0,2

Mikroalgenöl, in Gramm pro 100 Gramm

◆ Nannochloropsis oculata	25–30
◆ Schizochytrium sp.	10

Makroalge, in Prozent Fettsäuremethylester

◆ Hizikia fusiforme (Hijiki)	42
◆ Nori	10–21
◆ Laminaria sp. (Konbu)	16
◆ Undaria pinnatifida	13

teln aus dem Meer vor. Besonders reichhaltig sind fette Fische wie Hering, Lachs und Makrele, außerdem Fischöle und Lebertran. Fleisch von Landtieren enthält hingegen relativ wenig EPA – Schweinefleisch sogar nur etwa ein Hundertstel vom Hering.

Auch Meeresfrüchte und spezielle Algen liefern EPA. Algen sind sogar die ursprüngliche Quelle, über die Fische diese Fettsäure aufnehmen und dann in ihren Geweben anreichern. So können Makroalgen wie Nori (das Sushi-Blatt) und weitere Braunalgen auch direkt zu unserer Bedarfsdeckung beitragen, ebenso wie Öle bestimmter Mikroalgen. Andere pflanzliche Öle enthalten EPA nicht direkt, sondern nur die Vorstufe alpha-Linolensäure.

Die ideale Menge

Eine konkrete Zufuhrempfehlung für EPA allein gibt es nicht. Die Deutsche Gesellschaft für Ernährung und internationale Fachgesellschaften raten aber dazu, regelmäßig die langkettigen Omega-3-Fettsäuren – also EPA und DHA – aufzunehmen, um Herz-Kreislauf-Erkrankungen vorzubeugen und Entzündungsprozesse günstig zu beeinflussen. Im Wochendurchschnitt sollte es eine Menge von insgesamt 250 Milligramm (0,25 Gramm) EPA und DHA pro Tag sein. Dies entspricht etwa 1 bis 2 Portionen fettreichem Fisch pro Woche. Wer keinen Fisch isst, kann auf Algenöl zurückgreifen, das direkt EPA (und DHA) enthält (siehe Seite 160).

Eine sehr hohe Zufuhr von EPA (und DHA) ist wiederum zu vermeiden, da sie das Blutungsrisiko erhöhen und möglicherweise das Immunsystem schwächen kann. Laut Europäische Behörde für Lebensmittelsicherheit (EFSA) gilt jedoch eine Aufnahme von EPA und DHA zusammen von bis zu 5 Gramm pro Tag oder 1,8 Gramm EPA allein als gesundheitlich unbedenklich. Diese hohe Menge wird in der Regel über die normale Ernährung gar nicht erreicht.

DOCOSAHEXAENSÄURE

Die Fettsäure für Herz, Hirn und Augen

Docosahexaensäure, kurz DHA, ist eine mehrfach ungesättigte Omega-3-Fettsäure mit 22 Kohlenstoffatomen und 6 Doppelbindungen. Sie entsteht im Körper aus EPA (siehe Seite 64).

Genau wie EPA ist DHA flüssig und hat einen niedrigen Schmelzpunkt. Er liegt bei minus 44 Grad Celsius. Und genau wie für EPA gilt für DHA, dass Fische aus kalten Meeren besonders reich an ihr sind.

Die Aufgaben im Körper

Docosahexaensäure gehört zu den wichtigsten Bausteinen im Körper – besonders im Nervengewebe und in den Augen. Sie macht einen großen Teil der Zellmembranen von Nervenzellen aus. Dort sorgt sie für Flexibilität und eine schnelle Signalübertragung. In der Netzhaut der Augen ist DHA entscheidend für die Lichtwahrnehmung. DHA kann Entzündungen im Körper dämpfen und spielt eine Rolle für einen normalen Triglyceridspiegel und den Blutdruck. Wir brauchen DHA, damit Gehirn, Herz und Augen normal funktionieren können. Für das ungeborene Kind und den Säugling ist DHA ganz besonders wichtig, damit sich das Gehirn und die Augen gut entwickeln. Dementsprechende gesundheitsbezogene Werbeaussagen sind für Produkte mit DHA zugelassen (siehe Seite 158). Andere Aussagen – etwa, dass Omega-3-Fettsäuren zum Schutz vor Herzinfarkt oder bei Kindern zur Konzentrations-, Lern- und Denkfähigkeit beitragen – sind wissenschaftlich nicht bewiesen. Daher sind sie nach den lebensmittelrechtlichen Vorgaben in der EU auch nicht zugelassen.

Gehalt an DHA

Fisch, in Gramm pro 100 Gramm

◆ Hering	1,2
◆ Lachs	1,1
◆ Makrele	0,7
◆ Forelle	0,6
◆ Sardine	0,6
◆ Thunfisch	0,6

Mikroalgenöl, in Gramm pro 100 Gramm

◆ Schizochytrium sp.	22,5–40
◆ Ulkenia sp.	35–40
◆ Crypthecodinium cohnii	35–45

Quellen in der Ernährung

DHA ist wie EPA vor allem in Lebensmitteln aus dem Meer zu finden: Fettreiche Kaltwasserfische wie Hering, Makrele und Lachs sind gute Quellen mit bis zu etwa 1000 Milligramm (1 Gramm) DHA pro 100 Gramm. In Lebensmitteln von Landtieren ist diese Fettsäure kaum enthalten; ein Hühnerei kann nur 30 bis 70 Milligramm liefern. Mikroalgenöle als pflanzliche Alternative sind ideal für Menschen, die sich vegetarisch oder vegan ernähren. Öle bestimmter Mikroalgen bestehen sogar zu mehr als 35 Prozent aus DHA. Es gibt auch Produkte, die durch Zusatz von DHA und anderen Omega-3-Fettsäuren angereichert sind, zum Beispiel Omega-3-Margarine oder -Brot sowie DHA-angereichertes Pflanzenöl. Steht bei solchen Produkten DHA in der Bezeichnung auf der Packung, also zum Beispiel „angereichert mit DHA“ oder „DHA-Öl“, muss auch der DHA-Gehalt in der Nährwerttabelle stehen.

Bei tierischen Produkten kann der Omega-3-Fettsäurengehalt durch Fütterung der Tiere erhöht werden; so gibt es zum Beispiel Omega-3-Eier. Solche Produkte können eine Alternative für alle sein, die keinen Fisch essen.

DIE ZUFUHR IST FÜR BABYS UNVERZICHTBAR: Die Omega-3-Fettsäure DHA und die langkettige Omega-6-Fettsäure Arachidonsäure (siehe Seite 75) sind für Babys sehr wichtig: Sie unterstützen die Entwicklung von Gehirn, Sehkraft und Bewegung. Säuglinge können aber nur sehr wenig davon selbst bilden. Deshalb gelten DHA und Arachidonsäure in dieser Lebensphase als essenziell. Gestillte Babys erhalten sie mit der Muttermilch. Säuglingsanfangsnahrung sollte damit angereichert sein.

In Säuglingsanfangs- und Folgenahrung ist eine Anreicherung mit DHA gesetzlich vorgeschrieben. Solche in der EU vertriebenen Produkte müssen 20 bis 50 Milligramm DHA pro 100 Kilokalorien enthalten.

Die ideale Menge

Eine konkrete Zufuhrempfehlung nur für DHA liegt nicht vor, weil der Körper sie aus alpha-Linolensäure bilden kann (siehe Kasten Seite 61). Die DGE und internationale Fachgesellschaften betonen jedoch, dass die Aufnahme von DHA – am besten zusammen mit EPA – wichtig ist, um die Herz- und Gehirngesundheit zu unterstützen sowie entzündungshemmende Effekte zu entfalten. Im Durchschnitt ist die tägliche Gesamtzufuhr von EPA und DHA in Höhe von etwa 250 Milligramm erstrebenswert. Dies entspricht 1 bis 2 Portionen fettreichem Fisch pro Woche. Für Menschen, die aber keinen Fisch essen wollen oder können, stellen Mikroalgenöle (siehe Seite 160) eine geeignete Alternative dar.

Eine sehr hohe Zufuhr von DHA ist, wie bei EPA zu vermeiden, da auch sie das Blutungsrisiko erhöhen und möglicherweise das Immunsystem schwächen kann. Laut EFSA gilt jedoch eine Aufnahme von DHA und EPA zusammen von bis zu 5 Gramm als sicher und gesundheitlich unbedenklich. Diese hohe Menge wird in der Regel über die normale Ernährung gar nicht erreicht.

Schwangere und Stillende haben einen besonders hohen Bedarf, da DHA für die Gehirn- und Sehentwicklung des Kindes notwendig ist. Im Mutterleib bekommt das Baby die Fettsäure mit anderen Nährstoffen über die Plazenta, später über die Muttermilch, sofern es gestillt wird. Eine ausreichende DHA-Versorgung der Mutter ist also wichtig, damit sie die Nährstoffe an das Kind weitergeben und das Kind sich gut entwickeln kann. Die Deutsche Gesellschaft für Ernährung (DGE) empfiehlt daher Schwangeren und Stillenden im Schnitt mindestens 200 Milligramm DHA pro Tag aufzunehmen. Das gelingt mit 1 bis 2 Portionen fettem Meeresfisch pro Woche. Wenn Fisch keine Option ist, sind Mikroalgenöl, DHA-angereicherte Lebensmittel

EPA und DHA könnten Migräneattacken verhindern

Eine im Jahr 2023 veröffentlichte zusammenfassende Analyse der Daten von 40 Studien – davon fünf zu EPA und DHA – zeigte: Die Einnahme von EPA und DHA ist genauso gut wie klassische Arzneimittel, um die Häufigkeit und Schwere von Migräneattacken zu lindern. Die Forschenden weisen jedoch darauf hin, dass mehr und größere klinische Studien zur optimalen Dosierung notwendig sind, bevor man die Fettsäuren gegebenenfalls routinemäßig in der Praxis anwendet. Die aktuelle Leitlinie „Therapie der Migräneattacke und Prophylaxe der Migräne" vom August 2025 thematisiert diese Option dementsprechend nicht.

oder geeignete Nahrungsergänzungsmittel (siehe Seite 156) eine Alternative. Die EFSA empfiehlt die 200 Milligramm DHA sogar zusätzlich zu den für Erwachsene empfohlenen 250 Milligramm EPA und DHA pro Tag. Das entspricht dann während Schwangerschaft und Stillzeit 3 bis 4 Portionen Fisch pro Woche.

Der Omega-3-Index

Die Gehalte von DHA und EPA im Blut und in Geweben nehmen ab, wenn Omega-3-Fettsäuren in der Ernährung fehlen. Es sind aber keine Grenzwerte für die DHA- oder EPA-Spiegel bekannt, unterhalb derer Körperfunktionen wie das Sehen oder die Reizweiterleitung der Nerven beeinträchtigt werden. Jedoch gibt es Hinweise darauf, dass Menschen mit einem höheren Spiegel der langkettigen Omega-3-Fettsäuren im Schnitt seltener chronische Krankheiten einschließlich Herzinfarkten erleiden.

Wer wissen möchte, wie gut er mit Omega-3-Fettsäuren versorgt ist, kann seinen „Omega-3-Index" anhand einer Blutprobe messen lassen. Das können Labore machen. Dieser Index spiegelt den Gehalt an DHA und EPA in den Membranen der roten Blutkörperchen wider, der exemplarisch für andere Körpergewebe steht. Im Gegensatz zum Fettsäurengehalt in den roten Blutkörperchen ist der Fettsäurengehalt im Blutplasma oder Blutserum nicht so aussagekräftig. Dort können die Fettsäurengehalte je nach letzter Mahlzeit erheblich schwanken, sie spiegeln nicht die langfristige Versorgung wider.

Der Omega-3-Index wird als Prozentsatz der gesamten Fettsäuren in den roten Blutkörperchen angegeben. Ein Index von über 8 Prozent gilt als wünschenswert. Ein Wert zwischen 6 und 8 Prozent ist mittel, zwischen 4 und 6 Prozent niedrig und unter 4 Prozent sehr niedrig. In Deutschland liegt der Index – wie in den meisten Ländern, für die es Daten gibt – im Mittel im niedrigen Bereich.

Mehrfach ungesättigte Omega-6-Fettsäuren

Omega-6-Fettsäuren haben mindestens eine Doppelbindung in der Kohlenstoffkette, die sich vom Methylende der Kette aus am sechsten Kohlenstoffatom befindet. Linolsäure und die längerkettige Arachidonsäure sind zwei der wichtigsten Omega-6-Fettsäuren.

Die Omega-6-Fettsäuren stehen sozusagen in Konkurrenz zu den Omega-3-Fettsäuren (siehe Seite 58): Sind im Körper zu viele Omega-6-Fettsäuren im Vergleich zu den Omega-3-Fettsäuren, verschiebt sich das Gleichgewicht hin zu Eicosanoiden (siehe Seite 76), die Entzündungen, Gefäßverengung und Blutgerinnung eher fördern als hemmen, was ungünstig ist. Langfristig kann ein solches Ungleichgewicht das Risiko für Herz-Kreislauf-Erkrankungen und chronische Entzündungen erhöhen. Nichtsdestotrotz sind auch die Omega-6-Fettsäuren wichtig.

LINOLSÄURE

Die essenzielle Omega-6-Fettsäure
Diese mehrfach ungesättigte Fettsäure aus der Omega-6-Familie besteht aus 18 Kohlenstoffen und trägt zwei Doppelbindungen in ihrer Kette. Die Linolsäure gilt neben der Omega-3-Fettsäure alpha-Linolensäure als eine der zufuhressenziellen Fettsäuren. Das bedeutet: Der menschliche Körper kann sie nicht selbst herstellen, und die Ernährung muss diese Fettsäure liefern. Denn Linolsäure hat wichtige Aufgaben und positive Wirkungen im Körper – und gleichzeitig kann ein Zuviel davon negativ sein.

Der Wirkstoff in Nachtkerzenöl: gamma-Linolensäure

Gamma-Linolensäure ist eine mehrfach ungesättigte Omega-6-Fettsäure mit 18 Kohlenstoffatomen und drei Doppelbindungen. Normalerweise entsteht gamma-Linolensäure als Zwischenprodukt im Körper aus Linolsäure. Dafür braucht es ein bestimmtes Enzym, die Delta-6-Desaturase. Manche Tiere – wie Katzen – können gamma-Linolensäure nicht selbst bilden, weil ihnen dieses Enzym fehlt. Sie müssen deshalb Fleisch fressen, um solche Fettsäuren direkt mit der Nahrung zu erhalten.

In geringen Mengen kommt gamma-Linolensäure in verschiedenen Pflanzen vor. Besonders reich sind die Samenöle einiger Pflanzenfamilien, etwa der Nachtkerzengewächse oder Borretsch. Diese Öle werden häufig als Nahrungsergänzungsmittel angeboten, etwa Nachtkerzenöl. Es wird oft damit beworben, Symptome wie Juckreiz, trockene und schuppige Haut verringern zu können. Den Werbeaussagen zufolge soll der hohe Anteil an ungesättigten Fettsäuren die Hautbarriere stärken und so die Symptome lindern. Studien sind sich allerdings einig: Nachtkerzenöl hilft nicht bei Neurodermitis.

Die Aufgaben im Körper

Linolsäure ist Ausgangsstoff für die körpereigene Bildung von anderen mehrfach ungesättigten Fettsäuren wie der Arachidonsäure (siehe Seite 75). Dabei konkurriert sie mit alpha-Linolensäure um die Enzyme, die für die Verlängerung und den Einbau von Doppelbindungen in die Fettsäurekette verantwortlich sind (siehe Seite 60).

Linolsäure hat eine cholesterinsenkende Wirkung. Allerdings ist die Linolsäure durch die beiden Doppelbindungen auch leicht oxidierbar, was Gefäßverkalkung und Krebsbildung bei hoher Zufuhr begünstigen kann.

Über die Zwischenstufe gamma-Linolensäure (siehe Kasten) entsteht aus Linolsäure zunächst die entzündungshemmende Dihomo-gamma-Linolensäure und letztlich die Arachidonsäure, die wiederum Vorstufe von entzündungsfördernden Eicosanoiden ist.

Abgesehen davon befindet sich Linolsäure als Teil von sogenannten Ceramiden in der obersten Schicht der Haut. Dort hilft sie dabei, die Hautbarriere stabil zu halten und den Wasserhaushalt zu regulieren.

Gehalt an Linolsäure

Pflanzliche Öle, in Gramm pro 100 Gramm

◆ Distelöl	75
◆ Traubenkernöl	66
◆ Weizenkeimöl	56
◆ Sojaöl	53
◆ Walnussöl	52
◆ Sonnenblumenöl	50
◆ Erdnussöl	22

Samen und Nüsse, in Gramm pro 100 Gramm

◆ Walnüsse	42
◆ Paranüsse	29
◆ Pinienkerne	22

WAS DARF WERBUNG? In der EU ist folgende gesundheitsbezogene Werbeaussage zugelassen: „Linolsäure trägt zur Aufrechterhaltung eines normalen Cholesterinspiegels im Blut bei." Dabei ist der Hinweis verpflichtend, dass sich die positive Wirkung bei einer täglichen Aufnahme von 10 Gramm einstellt.

Zufuhrempfehlung für Linolsäure

Alter	**Linolsäure** in Prozent der Energie**	**Richtwert für die Energiezufuhr*** in Kilokalorien pro Tag**		**Linolsäure** in Gramm pro Tag	
		weiblich	**männlich**	**weiblich**	**männlich**
0 bis unter 4 Monate	4	500	550	1,4	1,5
4 bis unter 12 Monate	3,5	600	700	1,7	1,9
1 bis unter 4 Jahre	3	1 100	1 200	3,1	3,3
4 bis unter 7 Jahre	2,5	1 300	1 400	3,6	3,9
7 bis unter 10 Jahre	2,5	1 500	1 700	4,2	4,7
10 bis unter 13 Jahre	2,5	1 700	1 900	4,7	5,3
13 bis unter 15 Jahre	2,5	1 900	2 300	5,3	6,4
15 bis unter 19 Jahre	2,5	2 000	2 600	5,6	7,2
19 bis unter 25 Jahre	2,5	1 900	2 400	5,3	6,7
25 bis unter 51 Jahre	2,5	1 800	2 300	5,0	6,4
51 bis unter 65 Jahre	2,5	1 700	2 200	4,7	6,1
ab 65 Jahre	2,5	1 700	2 100	4,7	5,8
Schwangere im 2. Trimester	2,5	Alterswert +250		+0,7	
Schwangere im 3. Trimester	2,5	Alterswert +500		+1,4	
Stillende	2,5	Alterswert +500		+1,4	

* Referenzperson mit geringer körperlicher Aktivität, ** laut Deutscher Gesellschaft für Ernährung (DGE)

Quellen in der Ernährung

Linolsäure ist in den meisten Pflanzenölen enthalten. Besonders viel Linolsäure findet sich in Distel- und Sonnenblumenöl sowie in Getreidekeimölen wie Mais- und Weizenkeimöl, außerdem in Margarine. Auch in Nüssen und Samen wie Pinienkernen, Paranüssen und Walnüssen sowie Mandeln sind hohe Gehalte zu finden. Linolsäure kommt aber nicht nur in diesen pflanzlichen Lebensmitteln vor, sondern sie wird auch über fettreiche Wurst und fettreiches Fleisch sowie Eier aufgenommen.

Die ideale Menge

Um den Bedarf an Omega-6-Fettsäuren zu decken, sollten 2,5 Prozent der Nahrungsenergie aus Linolsäure stammen. Bei einer Energiezufuhr von 2 000 Kilokalorien entspricht das einer absoluten Menge von knapp 6 Gramm pro Tag.

Etwas höhere prozentuale Werte gelten für Babys und Kleinkinder: Für Babys orientiert sich die optimale Zufuhr von Linolsäure am Gehalt der Muttermilch mit etwa 4 Prozent der Energie, für Kleinkinder bis etwa 4 Jahre gilt, dass rund drei Prozent der täglichen Energiezufuhr aus Linolsäure stammen sollten. Industriell hergestellte Säuglingsnahrungen werden mit linolsäurereichen Pflanzenölen angereichert, um dem erhöhten Bedarf des Babys gerecht zu werden.

EINE HANDVOLL ZUR BEDARFSDECKUNG: Eine Handvoll Walnüsse (25 Gramm) oder 2 Esslöffel Sonnenblumenöl liefern schon mehr als 10 Gramm Linolsäure und decken somit jeweils den Bedarf an dieser essenziellen Fettsäure.

ARACHIDONSÄURE

Die tierische Omega-6-Fettsäure

Arachidonsäure ist eine mehrfach ungesättigte Fettsäure aus der Omega-6-Familie mit einer Kette aus 20 Kohlenstoffatomen und vier Doppelbindungen. Sie kann direkt aus der Nahrung aufgenommen werden oder in unserem Körper entstehen, wenn er die essenzielle Fettsäure Linolsäure verlängert und umbaut.

Die Ausgangsfettsäure Linolsäure wird leicht von einem Enzym, der

Delta-6-Desaturase, in gamma-Linolensäure umgewandelt. Verschiedene Faktoren wie Alter, Ernährung und Rauchen können die Aktivität dieses Enzyms beeinflussen. Der nächste Schritt, die Umwandlung von gamma-Linolensäure in Dihomo-gamma-Linolensäure geschieht schnell. Doch

5 zu 1 für Omega-6- gegen Omega-3-Fettsäuren?

Das von der DGE empfohlene Verhältnis von Linolsäure zu alpha-Linolensäure beträgt etwa 5 zu 1. Bei den aktuellen Ernährungsgewohnheiten steht es im Vergleich der Omega-6- zu Omega-3-Fettsäuren aber eher 10 zu 1. Warum ist das relevant? Beide Fettsäuren werden im Körper über die gleichen Enzyme weiterverarbeitet, um daraus die längerkettigen, besonders wirksamen Fettsäuren zu bilden. Wenn die Ernährung zu viel der Omega-6-Fettsäuren wie Linolsäure und zu wenig Omega-3-Fettsäuren wie alpha-Linolensäure liefert, entsteht Konkurrenz um diese Enzyme. Dadurch kann die Bildung der wichtigen längerkettigen Omega-3-Fettsäuren behindert werden. Das kann wiederum das Gleichgewicht im Körper zwischen entzündungsfördernden und entzündungshemmenden Stoffen, den Eicosanoiden, stören (siehe Seite 31). Auch Transfettsäuren etwa aus frittierten oder stark verarbeiteten Lebensmitteln stören diesen Prozess, weil sie ebenfalls um dieselben Enzyme „konkurrieren". Dadurch können sie den Bedarf an den essenziellen Fettsäuren erhöhen.

Das ist alles plausibel. Allerdings wird das von der DGE im Jahr 2000 herausgegebene 5-zu-1-Verhältnis mittlerweile angezweifelt. Die EFSA findet, dass wissenschaftliche Beweise für ein bestimmtes Verhältnis fehlen. Sie konnte im Jahr 2010 wegen unzureichender Daten zu klinischen oder biochemischen Endpunkten kein bestimmtes Verhältnis festsetzen.

die weitere Umwandlung in Arachidonsäure, für die ein anderes Enzym, die Delta-5-Desaturase zuständig ist, erfolgt nur in geringem Maße, da dieses Enzym Omega-3-Fettsäuren bevorzugt. Das heißt, dass wenig Arachidonsäure aus Linolsäure entsteht. Auch Arachidonsäure hat wichtige Aufgaben im Körper und gleichzeitig kann ein Zuviel davon negativ sein.

Gehalt an Arachidonsäure

in Milligramm pro 100 Gramm Lebensmittel

Schweineschmalz	1700
Leberwurst	270
Thunfisch	250
Schweinespeck, durchwachsen	220–250
Rotbarsch	240
Eigelb	210
Schweinefleisch, mittelfett	190
Pute, Fleisch mit Haut	180
Karpfen und Aal	120
Butter	110
Pute, Fleisch ohne Haut	100
Lachs	50
Rindfleisch	40
Kalbfleisch	30
Schwein, Filet	20
Hähnchenbrust	10

Die Aufgaben im Körper

Arachidonsäure ist ein wichtiger Bestandteil der Zellmembranen. Sie sorgt dafür, dass die Membranen flexibel und beweglich sind, was für die Funktion aller Zellen wichtig ist, besonders im Nervensystem, in den Skelettmuskeln und im Immunsystem. Da Arachidonsäure ein wichtiger Bestandteil der Zellstruktur ist, wird sie besonders während der Entwicklung, des Wachstums und bei schweren Zellschäden benötigt.

Arachidonsäure ist die direkte Ausgangsfettsäure für die körpereigene Bildung von Eicosanoiden, die dem Körper helfen, auf körperfremde Substanzen, Verletzungen oder Infektionen zu reagieren. Im Übermaß können sie aber auch Entzündungen fördern. Denn ein hoher Arachidonsäurespiegel oder eine niedrige EPA-Konzentration führt zu einer vermehrten Bildung entzündungsfördernder Eicosanoide, was entzündliche Krankheiten zum Beispiel der Gelenke fördern kann.

Aus Arachidonsäure entstehen auch Endocannabinoide. Das sind

Signalstoffe, die eine wichtige Rolle bei Belohnungssignalen im Gehirn, bei Motivation, Emotionen, Stressreaktionen, Schmerzen und dem Energiehaushalt spielen.

DIE ZUFUHR IST FÜR BABYS UNVERZICHTBAR: Die Omega-6-Fettsäure Arachidonsäure ist wie die Omega-3-Fettsäure DHA für Babys sehr wichtig: Beide unterstützen die Entwicklung der Organe und des Nervensystems. Säuglinge in der Wachstumsphase können aber nur sehr wenig davon selbst bilden. Deshalb gelten DHA und Arachidonsäure in dieser Lebensphase als zufuhressenziell. Gestillte Babys erhalten diese wichtigen Fettsäuren mit der Muttermilch. Wenn Stillen nicht möglich ist, empfehlen Fachgesellschaften im ersten Lebensjahr eine Säuglingsnahrung mit Arachidonsäure im Verhältnis 1 zu 1 zu DHA.

Quellen in der Ernährung

Arachidonsäure ist tierisch: Sie kommt nur in tierischen Lebensmitteln wie Geflügel, Fleisch, Fisch, Meeresfrüchten und Eiern vor. Bei vegetarischer oder veganer Ernährung ist daher die Linolsäure als Vorläufer besonders wichtig.

Während eine Anreicherung mit DHA in Säuglingsanfangs- und Folgenahrung Pflicht ist, muss Arachidonsäure diesen Produkten nicht zugesetzt werden. Fachgesellschaften kritisieren das und empfehlen, sie in gleicher Dosis wie DHA zuzusetzen.

Die ideale Menge

Eine konkrete Zufuhrempfehlung für die Menge an Arachidonsäure gibt es nicht. Es ist jedoch bekannt, dass zuviel davon ungünstig ist: Bei einer Ernährung mit viel Fleisch und Wurstwaren, und damit viel Arachidonsäure, bildet der Körper vermehrt entzündungsfördernde Eicosanoide. Bei vegetarischer Ernährung ohne Fleisch und Wurst ist dies durch den geringen Gehalt an Arachidonsäure nicht der Fall.

Da Arachidonsäure in pflanzlichen Lebensmitteln nicht vorkommt und die Umwandlungsrate aus der pflanzlichen Linolsäure gering ist, taucht die Frage auf, ob es bei veganer oder überwiegend pflanzlicher Ernährung zu einem Mangel an dieser Fettsäure kommen kann. Es ist jedoch nach bisherigen Kenntnissen davon auszugehen, dass gesunde Erwachsene sowie Kinder ab einem Jahr trotz geringer Umwandlungsrate ausreichend Arachidonsäure aus der Vorstufe Linolsäure herstellen. Babys im ersten Lebensjahr sind aber auf die direkte Aufnahme von Arachidonsäure mit der Muttermilch und/oder Säuglingsnahrung angewiesen. Laut EFSA ist eine Menge von 140 Milligramm Arachidonsäure pro Tag in den ersten sechs Monaten adäquat.

Transfettsäuren

Auch Transfettsäuren sind ungesättigte Fettsäuren – aber keine guten. Sie besitzen ihre Doppelbindungen nicht wie die bisher beschriebenen ungesättigten Fettsäuren in cis-Form, sondern – wie der Name sagt – in trans-Form (siehe Seite 15).

Transfettsäuren kommen von Natur aus in kleineren Mengen in Milch und Fleisch von Wiederkäuern, also etwa Rind und Schaf, vor. Bei diesen Tieren entstehen sie im Pansen durch dort lebende Bakterien. Etwa 2 bis 8 Prozent des in Milch und Milchprodukten sowie Fleisch enthaltenen Fetts besteht aus Transfettsäuren. Bei den Transfettsäuren im Fett von Milch und Fleisch dominiert die Vaccensäure.

Transfettsäuren entstehen aber auch bei der Verarbeitung von Lebensmitteln, in erster Linie durch die Teilhärtung ungesättigter Fettsäuren in Pflanzenölen oder durch Erhitzen. Bei den industriellen Transfettsäuren dominiert die Elaidinsäure. Die industrielle Teilhärtung von Pflanzenölen wandelt flüssige Öle teilweise in feste Fette um. So entstehen Produkte wie Backfette und Margarine. Solche Fette sind seit den 1960er-Jahren bei Lebensmittelherstellern beliebt, vor allem wegen ihrer guten Verarbeitungseigenschaften wie ihrer festen, aber streichfähigen Struktur sowie ihrer Stabilität bei der Lagerung und hohen Temperaturen. Lebensmittel, die solche gehärteten Fette enthalten – etwa

Kekse, Schokolade, Brotaufstriche, fettreiches Frittiertes wie Pommes frites oder andere Snacks – können entsprechend größere Mengen an Transfettsäuren aufweisen. In den letzten Jahren ist es jedoch gelungen, die Herstellungsverfahren zu verbessern. Dadurch wurde der Gehalt an Transfettsäuren in vielen Lebensmitteln deutlich gesenkt. Bei der vollständigen Härtung von Fetten entstehen übrigens keine Transfettsäuren, sondern nur gesättigte Fettsäuren.

Seit dem Jahr 2019 ist der Gehalt an industriell bedingten Transfettsäuren in den im Einzelhandel verkauften Lebensmitteln in der EU gesetzlich geregelt: Er darf maximal 2 Gramm pro 100 Gramm Fett betragen. Dadurch soll sichergestellt werden, dass Menschen von Transfettsäuren so wenig wie möglich aufnehmen. Denn für industrielle Transfettsäuren ist keine positive Funktion im Körper bekannt, aber sie haben negative Wirkungen:

Eine Ernährung mit hohen Mengen an Transfettsäuren erhöht den LDL-Cholesterinspiegel und senkt den HDL-Cholesterinspiegel im Blut. Auch ein Anstieg des Lipoprotein(a)- und des Triglyceridspiegels sowie ein erhöhtes Risiko für Erkrankungen der Herzkranzgefäße wurde beobachtet. Außerdem hemmen Transfettsäuren die körpereigene Bildung der langkettigen Omega-3-Fettsäuren.

Daher sollte nicht mehr als 1 Prozent der Nahrungsenergie aus Transfettsäuren stammen. Bei 2000 Kilokalorien wären das etwa 2 Gramm Transfettsäuren täglich. Wegen der verbesserten Verfahren bei der Fetthärtung essen die Menschen hierzulande im Mittel auch weniger als diese Menge. Menschen, die sich gewohnheitsmäßig hauptsächlich von Fast Food, Schokoriegeln und Ähnlichem ernähren, können allerdings höhere Zufuhren haben – bei einer solchen Ernährungsweise sind aber nicht nur die Transfettsäuren ein Problem.

CLA – konjugierte Linolsäuren

Eine Sonderstellung nehmen die konjugierten Linolsäuren, kurz CLA, ein. Sie sind – wie die natürlichen Transfettsäuren – in Fetten der Milch und des Fleisches von Wiederkäuern enthalten. CLA tragen als zweifach ungesättigte Fettsäuren zwar auch eine Doppelbindung in trans-Form, aber sie zählen offiziell nicht zu den Transfettsäuren. Und von der Ihnen schon bekannten Omega-6-Fettsäure Linolsäure unterscheiden sich CLA durch die namensgebenden konjugierten Doppelbindungen. In der Chemie spricht man von konjugierten Doppelbindungen, wenn sich Doppelbindungen und Einfachbindungen direkt abwechseln. Das ist in CLA der Fall. In der Linolsäure liegen die beiden Doppelbindungen weiter auseinander.

Im Gegensatz zu den nichtkonjugierten Transfettsäuren zeigen CLA positive Wirkungen in Zell- und Tierstudien, unter anderem reduzieren sie die Körperfettmasse. Forschende vermuten, dass CLA die Gewichtsabnahme fördern können, indem sie den Abbau von Fett und die Verbrennung der Fettsäuren in den Skelettmuskeln erhöhen, die Fettneubildung verringern und programmierten Zelltod im Fettgewebe fördern.

Mit diesen Erkenntnissen kam es dazu, dass CLA auch als Nahrungsergänzungsmittel im Angebot sind, vor allem als „Fatburner", aber zum Beispiel auch als Leistungsförderer für den Kraftsport. Zwar kann die CLA-Einnahme kurzfristig helfen abzunehmen, aber es gibt bislang keine ausreichenden wissenschaftlichen Belege, dass sie langfristig beim Abspecken hilft. Gleiches gilt für eine Leistungssteigerung im Sport. Immerhin sind die aus Studien an Menschen berichteten Nebenwirkungen nicht schwerwiegend. Hauptsächlich kam es zu Magen-Darm-Beschwerden wie Übelkeit, Erbrechen, Durchfall oder Verstopfung. Auch Hinweise auf negative Wirkungen auf die Blutfettwerte und den Zuckerstoffwechsel liegen vor.

Ein kurzes Resümee

Durch die Auseinandersetzung mit den Fettsäuren in diesem Kapitel haben Sie ein Verständnis dafür entwickelt, warum Art, Herkunft und Menge verschiedener Fettsäuren entscheidend sind. Sie haben gesehen, dass Antworten auf Ernährungsfragen selten schwarz oder weiß sind. Ein und dieselbe Fettsäure kann gesundheitsfördernd wirken, im Übermaß oder Ungleichgewicht mit anderen Fettsäuren jedoch problematisch sein. Die gute Nachricht: Niemand muss alle Details dazu im Alltag präsent haben. Wenn Sie sich an den folgenden Informationen zu Lebensmitteln und gesunder Ernährung orientieren, erreichen Sie ganz automatisch ein ausgewogenes Fettsäurenprofil.

Die Quellen für Fette und Fettsäuren

Tierische Lebensmittel

Von Natur aus kommen Fette und Fettsäuren in fast allen Lebensmitteln vor – allerdings in sehr unterschiedlichen Mengen und Arten. Für die Qualität der Ernährung ist es von zentraler Bedeutung, wie viel von welchen Fettsäuren das Fett in unseren Lebensmitteln enthält. Und das unterscheidet sich je nach Quelle des Fettes. Denn wie Sie in den vorherigen Kapiteln bereits gelesen haben, ist die Zusammensetzung der Fettsäuren der Fette von Pflanzen und Tieren – ihren physiologischen Anforderungen und Lebensbedingungen angepasst – sehr unterschiedlich.

Tierische Lebensmittel zum Beispiel enthalten ganz unterschiedlich viel Fett. Während Schmalz quasi reines Fett ist, und Butter, Speck oder Wurstwaren wie Salami sehr fettreich sind, haben Milch und Hähnchenfleisch ohne Haut einen mittleren Fettgehalt. Übrigens liefern die tierischen Lebensmittel zusätzlich Cholesterin, wobei Eigelb, Butter sowie alle fetten Fleischteile, Wurstwaren und Meeresfrüchte besonders cholesterinreich sind.

Hinsichtlich der Art der Fettsäuren unterscheiden sich tierische Lebensmittel nicht nur von pflanzlichen Lebensmitteln, sondern auch untereinander: An Land lebende Tiere weisen andere Fettsäuren auf als im Wasser lebende Tiere, wie bereits im vorherigen Kapitel dargestellt und im Folgenden weiter ausgeführt.

VERSTECKTE FETTE: Wir essen Fette in „sichtbarer" Form etwa als Streichfett oder Speiseöl. Wir essen sie aber auch „versteckt" etwa in zahlreichen Fleisch- und Wurstwaren, Käse, Chips, Schokolade, Gebäck, Fertiggerichten und vielem mehr.

Fleisch vom Huhn bis zum Schwein

Hierzulande stammt Fleisch meist von Schwein, Rind oder Kalb, Hähnchen und Pute und gelegentlich vom Lamm. Andere Tiere oder Innereien kommen selten auf den Teller. Der Fettgehalt bestimmt Geschmack, Textur und Saftigkeit von Fleisch sowie den Gesundheitswert mit. Er variiert je nach Tierart stark. Im Muskelfleisch kann er zwischen 2 und 30 Prozent ausmachen. Dabei kann das Fett unsichtbar in die Muskelfasern eingelagert sein oder als „Marmorierung“ zwischen den Muskelfasern sichtbar. Auch einzelne Teile vom selben Tier haben unterschiedliche Fettgehalte. Je nachdem, ob Sie also Hähnchenbrust ohne Haut oder Hähnchenschenkel mit Haut, ein Schweinefilet oder ein Schweinekotelett essen, ist der Fettgehalt unterschiedlich – unabhängig von der Zubereitung, die am Ende natürlich auch noch zu Buche schlägt.

FETTARME VARIANTEN: Für eine kalorienbewusste Auswahl eignen sich Fleischstücke wie Ober- und Unterschale, Filet oder Hüfte. Fettarme Wurst sind etwa Geflügelwurst, Putenbrust, Bratenaufschnitt, Aspikaufschnitt und Schinken ohne Fettrand.

Im Allgemeinen enthalten die Fette von Landtieren Cholesterin und überwiegend gesättigte Fettsäuren und einfach ungesättigte Fettsäuren bei geringem Gehalt an mehrfach ungesättigten Fettsäuren. Als mehrfach ungesättigte Omega-6-Fettsäure enthalten sie – anders als Pflanzen – die Arachidonsäure. Im Einzelnen kann jedoch auch das Fettsäurenprofil beim Fleisch verschiedener Tierarten und bei verschiedenen Fleischteilen stark variieren:

- **Geflügel wie zum Beispiel das Huhn:** Es hat ein relativ günstiges Fettsäurenmuster mit einem höheren Anteil einfach und mehrfach ungesättigter Fettsäuren. Die gesättigten Fettsäuren machen nur etwa ein Drittel der Fettsäuren aus.
- **Schwein:** Es hat ebenfalls ein relativ günstiges Fettsäurenprofil, der Anteil gesättigter Fettsäuren liegt meist im mittleren Bereich um die 40 Prozent.
- **Rind und andere Wiederkäuer:** Der Gehalt an gesättigten Fettsäuren ist höher, er kann bis zu 60 Prozent aller Fettsäuren ausmachen. Eine Besonderheit ist außerdem der Gehalt an Transfettsäuren, die die Tiere im Wiederkäuermagen, dem Pansen, bilden und die sich dann im Fett des Fleisches und der Milch wiederfinden.

Ein Zehntel der Wiederkäuerfettsäuren können Transfettsäuren sein.

- **Wildfleisch:** Es hat im Schnitt relativ geringe Gehalte an gesättigten Fettsäuren, wobei sie bei Wiederkäuern wie dem Hirsch auch bis zu 50 Prozent ausmachen können. Nur Wildfleisch enthält nennenswerte Mengen an den langkettigen Omega-3-Fettsäuren EPA und DHA. Je nach Fleischsorte sind es 20 bis 70 Milligramm pro 100 Gramm.

Das Fleischaroma

Während der Lagerung oder dem Erhitzen von Fleisch oxidieren die Fettsäuren, wie im Pflanzenöl. Dabei entstehen neue Verbindungen, die gemeinsam mit den Proteinbausteinen für den typischen, gewünschten Fleischgeruch und -geschmack sorgen. Zu diesen Aromastoffen gehören vor allem leicht flüchtige Stoffe wie bestimmte Aldehyde, Alkohole, Ketone und Laktone.

Um zu verhindern, dass Fleisch beim Erhitzen unangenehme Aromen entwickelt, bekommen die Tiere Futter, das zusätzlich Vitamin E enthält. Dieses Vitamin lagert sich im Körper in den Zellwänden und im Fettgewebe ein. Dadurch wird das Fleisch besser vor dem Ranzigwerden geschützt, bleibt länger haltbar, verliert beim Garen weniger Saft und behält seine natürliche Farbe.

Wurst in Deutschland – 1 500 verschiedene Sorten

Wurstwaren sind per Definition „Gemenge aus zerkleinertem Fleisch, Fettgewebe sowie sortenbezogen teilweise auch Innereien sowie bei besonderen Erzeugnissen sonstige Tierkörperteile". Hinzu kommen Zutaten, die Geschmack geben oder für die Verarbeitung notwendig sind, zum Beispiel Gewürze, Trinkwasser, Salz, Pökelsalz und andere Zusatzstoffe wie Geliermittel, Bindemittel und Phosphate.

In Deutschland gibt es etwa 1500 verschiedene Wurstsorten! Je nach Wursttyp und regionaler Herkunft sind die Fettgehalte der verschiedenen Wurstsorten sehr unterschiedlich. Gekennzeichnet werden muss der Fettgehalt von Wurst nicht. Die folgende Tabelle (siehe Seite 86) gibt einen Überblick über die Fettgehaltsstufen typisch deutscher Wurstwaren.

Fettgehalt in Wurstwaren

Wurstware	Beispiele	Fettgehalt
Rohwurst (streichfähig)	Teewurst, Streichmettwurst, Schmierwurst	35–65 %
Rohwurst (schnittfest)	Salami, Schinkenmettwurst, Cervelatwurst	35–55 %
Kochwurst	Hausmacher Leberwurst, Kalbsleberwurst	40–50 %
Bratwurst	Rostbratwurst, Kalbsbratwurst, Rheinische Bratwurst	20–40 %
Brühwurst (fein zerkleinert)	Mortadella, Gelbwurst, Bockwurst, Lyoner, Frankfurter Würstchen	20–35 %
Brühwurst (grob)	Bierwurst, Jagdwurst	20–35 %
Kochwurst (mit Einlagen)	Blutwurst, Zungenwurst, Leberpastete	15–30 %
Brühwurst (mit Stückeinlage)	Bierschinken, Zungenwurst	15–25 %
Aspikwaren, Sülzen	Sülzwurst, Kalbssülze, Geflügelsülze, Corned Beef	5–15 %

Schmalz und Talg

Ein Nebenprodukt bei der Tierschlachtung ist das Fettgewebe der Tiere. Vorwiegend genutzt werden Schweineschmalz und Rindertalg. Sie werden vor allem in der Lebensmittelindustrie als Brat- und Backfett sowie zur Margarineherstellung eingesetzt. Je nachdem, wie die Tiere gefüttert wurden, schwanken die Gehalte verschiedener Fettsäuren (wie im Milchfett in Butter). Hauptfettsäuren in Schmalz und Talg sind Öl-, Palmitin-, Stearin- und Arachidonsäure. Im Gegensatz zu Pflanzenfetten liefern sie Cholesterin und ihr Gehalt an gesättigten Fettsäuren ist höher und der Gehalt an mehrfach ungesättigten Fettsäuren geringer als in pflanzlichen Fetten.

Plus- und Minuspunkte

Fleisch ist nicht nur eine Quelle für Fett, sondern auch für essenzielle Nährstoffe: Günstig sind die teilweise hohen Gehalte an Vitamin A, verschiedenen B-Vitaminen sowie den gut verfügbaren Spurenelementen Eisen und Zink. Das Protein aus dem Muskelfleisch ist gut verfügbar. So liefert schon wenig Fleisch ausreichend Nährstoffe. Viel davon zu essen, ist also nicht nötig – und auch nicht gut.

Denn Fleisch und vor allem Wurst liefern ebenso die in höheren Mengen unerwünschten Stoffe wie die gesättigten Fettsäuren, Cholesterin, Purine und in verarbeiteten Fleischwaren das Pökelsalz. Purine sind natürliche Bausteine in unseren Zellen und in vielen Lebensmitteln enthalten. Beim Abbau dieser Stoffe entsteht im Körper Harnsäure, die bei erhöhtem Blutspiegel zu Gicht führen kann. Das Pökelsalz enthält Nitrit, das zu krebserregenden Nitrosaminen umgewandelt werden kann.

Menschen, die viel rotes Fleisch und insbesondere Wurst essen, haben im Schnitt ein höheres Risiko für Herz-Kreislauf-Erkrankungen und Dickdarmkrebs. Rotes Fleisch ist das Fleisch von Rind, Schwein, Lamm und Ziege. Für weißes Fleisch – das Fleisch von Geflügel – hat man bisher keinen Zusammenhang mit dem Krebsrisiko festgestellt.

Ein verringerter Konsum von Fleisch und Wurst kann also gesundheitliche Vorteile haben. Zudem hilft das dem Tierwohl sowie der Umwelt und dem Klima. Denn bei der Haltung und Produktion tierischer Lebensmittel ist der Verbrauch von Ressourcen und der Ausstoß schädlicher Treibhausgase deutlich höher als bei pflanzlichen.

„Fleisch" und „Wurst" aus Pflanzen

Schnitzel, Bratwurst, Mortadella – für viele traditionell tierische Produkte gibt es mittlerweile pflanzliche Alternativprodukte, die in der ursprünglich vertrauten Form vermarktet werden. Neben veganen Produkten, die auf jegliche vom Tier stammende Zutaten verzichten, gibt es auch vegetarische Varianten mit Milch- und Eibestandteilen. Damit sie so riechen, schmecken, aussehen und sich anfühlen wie das entsprechende tierische Produkt, kommen Zusatzstoffe und spezielle Verarbeitungstechniken wie die Extrusion zum Einsatz. Bei der Extrusion wird eine Masse unter Druck und Wärme durch eine Form gepresst, sodass ein Lebensmittel mit einer bestimmten Struktur entsteht.

Die Zusammensetzung vegetarischer und veganer Fleisch- und Wurstalternativen ist sehr variabel. Es dominieren Wasser, pflanzliche Proteinisolate, Aromastoffe, Bindemittel und Farbstoffe. Durch den Zusatz von Fetten und Ölen sollen bei der Extrusion eine faserige Struktur erreicht sowie Saftigkeit, Zartheit und Geschmack verbessert werden.

Wie bereits erwähnt, unterscheiden sich pflanzliche Alternativprodukte je nach Zutaten und Anreicherung deutlich im Nährstoffprofil von den imitierten tierischen Produkten – mit Vor- und Nachteilen. Eine allgemeingültige Bewertung ist wegen der Vielfalt der Produkte zwar nicht möglich. Aber tendenziell kann man sagen, dass der Fettgehalt oft geringer und das Fettsäurenprofil wegen des geringeren Gehalts an gesättigten Fettsäuren günstiger sind als bei Fleisch und Wurstwaren. Auch der geringere Kalorien- und höhere Ballaststoffgehalt ist positiv. Ein Nachteil ist, dass die pflanzlichen Proteine im Schnitt schlechter verfügbar sind als die tierischen. Außerdem ist oft viel Salz enthalten – aber das ist bei Tierwurst nicht anders. Achten Sie bei der Wahl der Produkte auf die Zutatenliste und die Nährwertangaben zu Fett, Zucker und Salz. Für die Umwelt ist es von Vorteil, wenn pflanzliche Fleisch- und Wurstprodukte tatsächlich anstelle von Tierischem gegessen werden (und nicht zusätzlich).

Das Hühnerei

Hühnereier sind eine sehr hochwertige Proteinquelle. Ihr Eidotter – das Eigelb – macht sie aber auch zu einer Quelle für Fett und für die fettlöslichen Vitamine A, D und E. Daneben stecken auch wasserlösliche B-Vitamine wie das Vitamin B_{12} und wichtige Spurenelemente wie Eisen, Zink und Selen im Ei.

Während das Eiklar fast fettfrei ist, besteht Eigelb zu einem Drittel aus Lipiden – hauptsächlich sind es Triglyceride, aber ein Drittel davon sind auch Phospholipide. Dieser hohe Gehalt an Phospholipiden, insbesondere den Lecithinen, macht Eigelb zu einem guten Emulgator. Das nutzt man bei der Herstellung von Margarine,

Mayonnaise und bei Back- und Teigwaren. Im Eigelb steckt viel von der einfach ungesättigten Ölsäure sowie der zweifach ungesättigten Linolsäure, wobei die Zusammensetzung der Fettsäuren von der Fütterung der Hühner abhängt.

Erhöhen Eier den Cholesterinspiegel?

Der Cholesteringehalt ist hoch: Ein Ei (60 Gramm) enthält etwa 240 Milligramm Cholesterin. So wird seit Langem diskutiert, ob ihr Verzehr den Cholesterinspiegel erhöht. Die Studienlage ist nicht eindeutig. Das ist vor dem Hintergrund der beschriebenen Mechanismen und der von Mensch zu Mensch verschiedenen Reaktionen des Cholesterinstoffwechsels nicht verwunderlich. Für viele Menschen dürfte es gesundheitlich unproblematisch sein, regelmäßig Eier zu essen, da das Nahrungscholesterin den Cholesterinspiegel nur wenig beeinflusst.

Wie so oft kommt es aber auch auf das Gesamtbild an: Ist der Eierkonsum hoch, weil jemand täglich Rührei mit Speck frühstückt, und isst er insgesamt ungesund und bewegt sich kaum? Dann kann eine fett- und cholesterinärmere Ernährung womöglich helfen, die Blutfettwerte zu verbessern. Es gibt aber auch Menschen, bei denen selbst eine vegane Ernährung fast nichts am LDL-Cholesterinspiegel ändert.

Allerdings ist grundsätzlich von einem übermäßigen Eierkonsum abzuraten, denn tierische Lebensmittel insgesamt sollten den kleinsten Teil der Ernährung ausmachen. Das ist besser für die Gesundheit und besser für die Umwelt und das Klima. Zu bedenken ist auch: Eier stecken häufig „unsichtbar" in verarbeiteten Produkten wie Kuchen oder Saucen.

Fisch – fettreiche Arten für EPA und DHA

Verschiedene Fische enthalten unterschiedlich viel Fett. Der Fettgehalt kann unter 1 Prozent oder über 30 Prozent liegen. In der Tabelle auf Seite 90 finden Sie eine Einteilung von Fischen nach ihrem Fettgehalt. Einfluss auf den Fett- und Fettsäurengehalt haben vor allem auch das Alter, der Reifezustand, das Fanggebiet und das Futter der Fische.

Fischfett liefert – wie das Fett von Landtieren – zwar auch Cholesterin

Einteilung von Fischen nach ihrem Fettgehalt

Gruppe	Beispiele	Fettgehalt
Fettarme Fische	Alaskaseelachs, Barsch, Hecht, Flunder, Kabeljau (Dorsch), Seelachs (Köhler), Schellfisch, Scholle, Seezunge, Zander	<2%
Mittelfette Fische	Brasse, Weißer Heilbutt, Karpfen, Rotbarsch, Sardine, Steinbutt, Forelle, Schwertfisch, Wels, Thunfisch (z. B. Blauflossenthunfisch, Roter Thun)	2–10%
Fettfische	Aal, Hering, Lachs, Makrele, Schwarzer Heilbutt, Sprotte	>10%

und Arachidonsäure, aber auch hohe Mengen der wichtigen langkettigen Omega-3-Fettsäuren EPA und DHA. Die Gruppe der Fettfische ist hinsichtlich der Zufuhr der langkettigen Omega-3-Fettsäuren EPA und DHA die bedeutsamste. Fettarme Fische sind keine gute Quelle für diese Fettsäuren. Das triff auch für Seelachs zu, der etwa in Fischstäbchen und vielen anderen Fischfertiggerichten aus der Tiefkühltruhe steckt. Fettarmer Fisch ist aber – wie fettreicher Fisch – eine gute Quelle für leicht verdauliches Protein und auch für Selen und für Jod, sofern es Meeresfisch ist und kein Süßwasserfisch wie Forelle. Fettreicher Fisch gehört zudem zu den wenigen Vitamin-D-Quellen in unserer Ernährung.

Besonders reich an Omega-3-Fettsäuren sind Kaltwasserfische wie zum Beispiel Makrele, Hering und Lachs. Da die ungesättigten Fettsäuren mit vielen Doppelbindungen sehr empfindlich gegenüber Oxidation sind, kommt es bei Fettfischen leicht zu einem ranzigen und tranigen Geschmack und Geruch.

Zuchtfische haben in der Regel einen höheren EPA- und DHA-Gehalt als Wildfische, aber das hängt vom Futter ab. Eine Analyse des Fettsäurenprofils von in Schottland gezüchtetem Atlantischem Lachs ergab, dass die EPA-

und DHA-Gehalte zwischen 2006 und 2015 deutlich gesunken sind, weil traditionelle Zutaten aus dem Meer durch andere Inhaltsstoffe im Futter ersetzt wurden. Stiftung Warentest untersuchte im Jahr 2021 Lachsfilets: Die fettärmeren Wildlachsfilets enthielten 0,5 bis 0,7 Gramm Omega-3-üFettsäuren pro 100 Gramm, die fettreicheren Zuchtlachsfilets 1,1 bis 3,2 Gramm pro 100 Gramm. Dabei kann der höhere Gehalt in Zuchtlachs aber durch alpha-Linolensäure bedingt sein, da das Futter von Zuchtlachs zunehmend auch Rapsöl enthält und Fische – genau wie Menschen – alpha-Linolensäure aus Rapsöl nicht effizient zu EPA und DHA umwandeln können.

MEERESFRÜCHTE ALS CHOLESTERINQUELLE: Meeresfrüchte sind fettarm, aber cholesterinreich. Nordseekrabben liefern 135 Milligramm und Tintenfisch 275 Milligramm Cholesterin pro 100 Gramm.

Regelmäßiger Fischverzehr – besonders von fettreichen Arten – ist laut Beobachtungsstudien mit besseren Blutfettwerten und geringerem Risiko für Herz-Kreislauf-Erkrankungen verbunden. Das wird unter anderem den langkettigen Omega-3-Fettsäuren zugeschrieben, kann aber natürlich nicht vom potenziellen Effekt anderer Nährstoffe aus dem Fisch wie dem Vitamin D getrennt werden. Auch könnte es sein, dass Menschen, die mehr Fisch essen, diesen statt Fleisch und Wurst essen und sich insgesamt gesünder ernähren. Die Fettsäuren und andere Nährstoffe in physiologisch angemessener Menge durch Fischmahlzeiten aufzunehmen, ist jedenfalls gesundheitsfördernd, während dies bei zusätzlicher Einnahme in Form hoch dosierter Präparate nicht unbedingt der Fall ist.

Quecksilber – Fische mit hohen Gehalten meiden

Neben wertvollen Inhaltsstoffen reichern sich in Fisch und auch in Meeresfrüchten wie Muscheln, Krabben und Tintenfischen Schadstoffe aus der Umwelt an, unter anderem Methylquecksilber. Diese giftige Verbindung entsteht durch bestimmte Bakterien, die in Flüssen, Seen und Meeren anorganisches Quecksilber aufnehmen und umwandeln. Über die Nahrungskette gelangt es in Fische und Meeresfrüchte. Große und ältere Raubfische, etwa Hai, Schwertfisch und Thunfisch, enthalten dementsprechend besonders viel. Auch Rotbarsch ist besonders belastet. Seelachs ist zwar gering belastet, trägt aber am meisten zur Aufnahme in unserer Bevölkerung bei, weil so viel davon gegessen wird.

EU-weit gelten Höchstgehalte für Quecksilber in Fischen und Fischereierzeugnissen, deren Einhaltung die Lebensmittelüberwachung der Länder kontrolliert. Gesundheitliche Probleme sind nicht zu erwarten, sofern man den von der EFSA mit 1,3 Mikrogramm Methylquecksilber pro Kilogramm Körpergewicht und Woche angegebenen Richtwert nicht überschreitet. Das ist laut Analysen des BfR für die meisten Menschen hierzulande auch nicht der Fall. Die höchsten, zum Teil über dem Richtwert liegenden Aufnahmemengen ermittelte das BfR für junge Menschen im Alter zwischen 14 und 25 Jahren, insbesondere bei jenen, die Thunfisch essen. Übersteigt die Methylquecksilberzufuhr langfristig den Richtwert, steigt die Wahrscheinlichkeit gesundheitlicher Probleme wie Schädigungen des Nerven- und Herz-Kreislauf-Systems. Deshalb ist es sinnvoll, Fischarten mit geringen Gehalten zu bevorzugen und die mit hohen Gehalten zu meiden. Das gilt insbesondere für Schwangere und Stillende. Denn sie beziehungsweise ihre Kinder sind gegenüber schädlichen Wirkungen von Quecksilber, das das Nervensystem beeinträchtigen kann, besonders empfindlich. Das Bundesumweltministerium rät ihnen, die folgenden möglicherweise stärker mit Quecksilber belasteten Fische nicht zu essen:

- Dornhai (Schillerlocken, Seeaal) und andere Haie,
- Buttermakrele, Schlangenmakrele und Ölfisch,
- Aal,
- gestreifter Seewolf (Steinbeißer, Katfisch),
- Schwertfisch,
- Weißer Heilbutt,
- Schwarzer Heilbutt,
- Hecht,
- Seeteufel (Anglerfisch; Lotte),
- Thunfisch und Echter Bonito,
- Rotbarsch (Goldbarsch).

Auch alle anderen Menschen können sich daran orientieren, um von den Vorteilen des Fisches bei möglichst geringer Quecksilberaufnahme zu profitieren. Empfehlenswert sind kleinere fettreiche Meeresfische, die weiter unten in der Nahrungskette stehen und daher meist weniger mit Schadstoffen belastet sind.

Aus anderen Gründen, aber beim Thema Fisch auch für Schwangere wichtig: Frischen, tiefgekühlten, geräucherten oder gebeizten Fisch immer gut durcherhitzen und dann sofort essen. Das beugt Lebensmittelinfektionen vor. Fisch aus Konservendosen kann direkt gegessen werden. Auf rohen Fisch wie etwa in Sushi sowie Fischerzeugnisse wie Sahnehering aus dem Kühlregal sollten Schwangere besser verzichten.

Fisch bewusst und nachhaltig einkaufen

Der Fischfang für den menschlichen Konsum hat Konsequenzen. Die globalen Fischbestände schrumpfen durch Überfischung und schädliche Fangmethoden, die den Fortbestand ganzer Arten bedrohen und die Meeresumwelt schädigen. Laut Bericht der Welternährungsorganisation aus dem Jahr 2024 sind 38 Prozent der Bestände überfischt, rund 50 Prozent bis zur Obergrenze befischt. Zuchtfisch aus Aquakultur bedeutet leider nicht automatisch, dass wild lebende Fische und die Umwelt geschützt werden, weil zum Beispiel Fisch verfüttert wird, Transportwege lang sind, Mangrovenwälder in Küstenregionen für Zuchtbecken abgeholzt werden und Exkremente Gewässer überdüngen.

Welchen Fisch Sie guten Gewissens essen können, ist gar nicht so leicht herauszufinden. Denn nicht allein die Fischart ist entscheidend, sondern auch die Fangmethode und das Fanggebiet. So gilt im November 2025 zum Beispiel Hering aus dem „Nordostatlantik, Irische See" als überfischt, Hering aus dem „Nordostatlantik, Rigaer Meerbusen" ist nicht bedroht.

Es empfiehlt sich die Wahl von Fisch aus nachhaltiger Fischerei mit verbindlichen Fangquoten und umweltschonenden Fangmethoden beziehungsweise nachhaltiger Aquakultur. Doch wie ist das zu erkennen? Ein einziges oder gar staatlich kontrolliertes Siegel für den nachhaltigen Fischeinkauf gibt es leider nicht. Es gibt verschiedene Siegel mit verschiedenen Vorgaben und mehr oder weniger effizienten Kontrollen, was Umwelt- und Verbraucherschutzorganisationen kritisieren. Zur Orientierung beim Einkauf gedachte Siegel sind von

- Marine Stewardship Council (MSC) für Wildfisch aus nachhaltiger Fischerei,
- Aquaculture Stewardship Council (ASC) für Fisch aus zertifizierter Zucht,
- Naturland für Aquakultur für Zuchtfisch aus ökologischer Aquakultur,
- Naturland für Wildfisch für nachhaltig gefangenen Wildfisch,
- der EU (EU-Bio-Siegel) für Fische, Krebstiere und Algen aus Bio-Aquakulturen,
- Bioland, nur für Karpfen aus Aquakultur.

Außerdem gibt es verschiedene Einkaufsratgeber, die darüber informieren, welcher Fisch aus welchem Fanggebiet nachhaltig ist – leider sind die Informationen nicht immer einheitlich. Aber sie können ebenfalls als Orientierungshilfe für nachhaltigen Fischeinkauf dienen:

- Laut Einkaufsratgeber der Umweltschutzorganisation WWF gehört eine ganze Reihe stark gefährdeter Arten gar nicht auf den Teller (Stand November 2025), nämlich Aal, Blauflossenthunfisch und Roter Thun, Dornhai, Granatbarsch, Hai, Rochen und Wittling. Okay sind hingegen zum Beispiel Karpfen aus der Zucht und Wildlachs aus dem Nordostpazifik vor Alaska sowie Thunfisch (echter Bonito) aus dem westlichen und mittleren Pazifik mit Hand- oder Angelleinen gefangen.
- Die „Guter Fisch"-Liste der Verbraucherzentrale in Kooperation mit anderen Organisationen als Einkaufshilfe führt nur Wildfisch und wird jährlich im Dezember aktualisiert. Im November 2025 stehen neun Fischarten zum bedenkenlosen Verzehr auf der Liste, darunter Scholle und Flunder aus der Ostsee.

Über den Zustand kommerziell genutzter Fischbestände informiert auch das Internetangebot „Fischbestände Online" vom Johann Heinrich von Thünen-Institut, dem Bundesforschungsinstitut für Ländliche Räume, Wald und Fischerei.

Lachs & Co ohne Fisch – pflanzliche Alternativen

Inzwischen finden sich zunehmend auch vegane oder vegetarische Varianten von Fisch und Fischprodukten in den Supermarktregalen – von Produkten in Stäbchen- und Burgerform bis hin zu Lachsfilets, Thunfisch und imitierten Riesengarnelen. Auch veganer Kaviar ist erhältlich. Das ist erfreulich, wenn dadurch in Zukunft weniger Fisch gefangen oder gezüchtet werden würde und wenn die Alternativen auch die wertvollen Nährstoffe des Tieres liefern.

Doch die wertgebenden Inhaltsstoffe des Fisches wie leicht verdauliches Protein, Vitamin A, Vitamin D, Vitamin B_{12}, Jod sowie EPA und DHA sind in den Alternativprodukten weniger oder nicht vorhanden. Kein Wunder, denn Zutaten für den veganen Fisch sind häufig Weizen, Erbsen oder Soja beziehungsweise daraus isolierte oder hergestellte Zutaten wie Weizeneiweiß, Seitan oder Tofu plus Pflanzenöl. Beliebt ist Jack Fruit, manchmal ist auch Gemüse die Basis. Nur zwei von 20 der durch die Verbraucherzentrale Hessen im Jahr 2021 getesteten Produkte enthielten zugesetzte Omega-3-Fettsäuren und Vitamin B_{12}, sodass die fischtypischen Nährstoffe fehlen. Für das Fischaroma in den Ersatzprodukten sorgen Algen oder Aromazusatz. Für die Konsistenz und das Aussehen kommen häufig weitere Zusatzstoffe wie Verdickungs- und Geliermittel, Farbstoffe und Emulgatoren hinzu.

Milch und Milchprodukte: fettarm oder vollfett?

Das europäische Lebensmittelrecht versteht unter dem Begriff „Milch“ ausschließlich Kuhmilch. Bei Milch von anderen Tieren, wie etwa Ziegen, muss die Tierart genannt werden. Wie viel Fett und Fettsäuren in Milch stecken, ist je nach Tierspezies, Fütterung, Haltungsbedingungen und Jahreszeit unterschiedlich.

Der Fettgehalt von naturbelassener Kuhmilch beträgt 3 bis 5 Prozent. In der verarbeiteten Konsummilch ist der Fettgehalt eingestellt auf

- 3,5 Prozent bei Vollmilch,
- 1,5 Prozent bei fettarmer (teilentrahmter) Milch und
- maximal 0,5 Prozent Fett bei entrahmter Milch.

Fast das ganze Milchfett sind Triglyceride, in geringeren Konzentrationen enthält Milch andere Lipide wie Cholesterin. Auch fettlösliche Vitamine stecken im Milchfett.

SCHUTZFAKTOR MILCHFETTKÜGELCHEN: Die in Kuhmilch und auch in Muttermilch vorliegenden Fetttröpfchen sind von einer Hülle aus Lipiden und Protein, der sogenannten Milchfettkügelchenmembran, umgeben. Es gibt Hinweise, dass diese Hülle sowohl bei Babys als auch bei Erwachsenen positiv wirken kann, zum Beispiel auf das Immunsystem, den Verdauungstrakt, die Blutfettwerte und das Gehirn. In pflanzlichen Milchalternativen kommen solche Fettkügelchen nicht vor.

Milch enthält über 400 verschiedene Fettsäuren. Die meisten sind gesättigt, wobei die Palmitinsäure dominiert. Etwa ein Viertel der Fettsäuren sind einfach ungesättigt, vor allem Ölsäure. Mehrfach ungesättigte Fettsäuren kommen kaum vor. Etwa ein Zehntel der Fettsäuren sind kurz- und mittelkettig mit 4 bis 10 Kohlenstoffatomen. Dadurch ist Milchfett gut verdaulich (siehe Seite 164). Milch von Kühen aus Weidehaltung hat ein günstigeres Verhältnis der essenziellen Fettsäuren Linolsäure und alpha-Linolensäure als die von Kühen mit Silagefütterung. Bio-Milch enthält mehr EPA und DHA als konventionell erzeugte Kuhmilch.

Positiv hervorzuheben sind Milch und Milchprodukte als hochwertige Proteinquelle und Lieferanten von Mikronährstoffen wie Vitamin B_2, Vitamin B_{12} und Vitamin A sowie Jod und Calcium. 1 Liter Milch liefert mit rund 1200 Milligramm viel Calcium, das im Vergleich zu Calcium aus Lebensmitteln pflanzlicher Herkunft besser verfügbar ist. Von den fettlöslichen Vitaminen wie Vitamin A enthält fettarme Milch weniger als Vollmilch, von wasserlöslichen Stoffen wie Calcium gleich viel.

Die Fettgehalte von Quark, Joghurt, Käse und Co

In der Lebensmittelindustrie dient Milch einerseits als Ausgangsprodukt für traditionelle Milchprodukte wie Joghurt, Quark, Käse, Sahne oder Butter. Die folgende Tabelle (siehe Seite 98) zeigt verschiedene Milchprodukte und ihre Fettgehalte. Andererseits wird Milch auch als Zutat in zahlreichen verarbeiteten Lebensmitteln eingesetzt, etwa in Backwaren, Speiseeis, Fertiggerichten, Schokolade und anderen Süßwaren sowie in der Fleischverarbeitung.

Auch Käse wird nach der Käse-Verordnung unter anderem nach seinem prozentualen Fettgehalt eingeteilt, allerdings nach dem Fettgehalt in der Trockenmasse (F. i. Tr.). Das bedeutet, dass sich der Fettgehalt nicht auf den gesamten Käse bezieht, sondern nur auf den Teil, der übrig bleibt, wenn das enthaltene Wasser herausgerechnet wird. Dabei gibt es acht Fettgehaltsstufen:

- Doppelrahmstufe 60–87 % F. i. Tr.
- Rahmstufe >50 % F. i. Tr.
- Vollfettstufe >45 % F. i. Tr.
- Fettstufe >40 % F. i. Tr.
- Dreiviertelfettstufe >30 % F. i. Tr.
- Halbfettstufe >20 % F. i. Tr.
- Viertelfettstufe >10 % F. i. Tr.
- Magerstufe < 10 % F. i. Tr.

Der Fettgehalt in der Trockenmasse sagt aber nichts über den tatsächlichen Fettgehalt eines Käses aus. Je nachdem, ob es beispielsweise um einen Parmesankäse oder einen Frischkäse geht, kann der absolute Fettgehalt bei gleichem Fettanteil in der Trockenmasse unterschiedlich sein. Denn der Trockenmassegehalt dieser Käse ist unterschiedlich. Parmesan hat als Hartkäse viel Trockenmasse und einen geringen Wassergehalt, bei Frischkäse ist es umgekehrt.

Um den absoluten Fettgehalt zu kennen, ist also von dem Fettgehalt in Trockenmasse (F. i. Tr.) in den absoluten Fettgehalt umzurechnen. Das geht mit folgenden Umrechnungsfaktoren:

- Hartkäse (Emmentaler, Bergkäse, Cheddar): F. i. Tr. x 0,7
- Schnittkäse (Gouda, Edamer, Tilsiter): F. i. Tr. x 0,6
- Weichkäse (Camembert, Brie, Romadur, Limburger, Münsterkäse): F. i. Tr. x 0,5
- Frischkäse (Speisequark, Schichtkäse, Rahmfrischkäse, Doppelrahmfrischkäse): F. i. Tr. x 0,3

Käse mit der Kennzeichnung „leicht“, „light“ oder „lite“ darf höchstens 32,5 Prozent Fett in der Trockenmasse aufweisen, Frischkäse weniger als 12,5 Prozent.

Milchprodukte und ihre Fettgehalte – von fettreich nach fettarm

Milchprodukt	Fettgehalte
Butterschmalz	mind. 99,8 %
Butter (Sauerrahm-, Süßrahm- und mildgesäuerte Butter)	mind. 82 % (bei deutscher Markenbutter)
Dreiviertelfettbutter	60–62 %
Halbfettbutter	39–41 %
Crème double	mind. 40 %
Schlagsahne extra	mind. 36 %
Schlagsahne	mind. 30 %
Crème fraîche	mind. 30 %
Schmand	20–28 %
Saure Sahne	mind. 10 %
Kaffeesahne	mind. 10 %
Sahnedickmilch	mind. 10 %
Joghurt und Joghurterzeugnisse, Fruchtjoghurt	– Sahnejoghurt mind. 10 % – Joghurt mind. 3,5 % – fettarmer Joghurt 1,5–1,8 % – aus entrahmter Milch max. 0,3 %

Milchprodukt	Fettgehalte
Kefir, Kefir mild, Fruchtkefir	– Sahnekefir mind. 10 % – Kefir mind. 3,5 % – fettarmer Kefir 1,5–1,8 % – aus entrahmter Milch max. 0,3 %
Trinksauermilch	– Vollfett 3,8–4,3 % – fettarm 1,5–1,8 % – entrahmt max. 0,5 %
Milchmischgetränke	– Vollfett 3,8–4,3 % – fettarm 1,5–1,8 % – entrahmt max. 0,5 %
Dickmilch	1,5–3,5 %
Buttermilch (süß, sauer)	max. 1 %
Molke	weniger als 1 %

SIE WOLLEN KALORIEN SPAREN? Dann können Sie bei Milch und Milchprodukten die fettarmen Varianten wie Magerquark, Kuhmilch und Joghurt mit 1,5 Prozent Fett oder Schnittkäse mit maximal 30 Prozent Fett in der Trockenmasse wählen. Aufgrund des hohen Anteils gesättigter Fettsäuren sparen Sie damit auch diese ein.

Milchfett – nicht so riskant wie gedacht

Es ist bekannt, dass jede Ernährung, die den LDL-Cholesterinspiegel erhöht, auch das Risiko für Gefäßverkalkung und Herz-Kreislauf-Krankheiten erhöht. In der Annahme, dass gesättigte Fettsäuren den Cholesterinspiegel erhöhen, lauten offizielle nationale und internationale Ernährungsempfehlungen bis heute, fettarme Milchprodukte und auch fettarmes Fleisch zu bevorzugen, weil man damit auch weniger gesättigte Fettsäuren aufnimmt. Das macht von der Physiologie her betrachtet Sinn.

Allerdings ist auch bekannt, dass Milchfett trotz der gesättigten Fettsäuren den Cholesterinspiegel kaum erhöht. Das dürfte daran liegen, dass wir das Milchfett nicht isoliert essen, sondern mit den erwähnten Produkten. Und verschiedene Milchprodukte können sich unterschiedlich auf die Blutfettwerte auswirken. Dies hängt möglicherweise von der Fermentation, der Struktur und der Zusammensetzung des jeweiligen Produkts einschließlich des Protein- und Calciumgehalts – also der Nährstoffmatrix – sowie vom Grad der Homogenisierung der Fetttröpfchen ab, was die Fettaufnahme im Darm beeinflussen kann. Beispielsweise zeigte eine Ernährungsstudie, dass Butter den LDL-Cholesterinspiegel im Blut stärker erhöhte als Käse; die Auswirkungen auf den HDL-Cholesterinspiegel waren ähnlich. Einfluss auf andere Stoffwechsel- oder Herz-Kreislauf-Risikofaktoren hatten beide Fettquellen nicht.

Beobachtungsstudien deuten sogar darauf hin, dass Menschen, die regelmäßig Milch oder Milchprodukte konsumieren, seltener an Bluthochdruck, Herz-Kreislauf-Erkrankungen und Schlaganfall sowie starkem Übergewicht und Typ-2-Diabetes leiden als Menschen, die kaum oder gar keine Milchprodukte essen. Das scheint insbesondere beim Konsum von fermentierten Milchprodukten wie Joghurt der Fall zu sein. Auch die Höhe der Knochenmineraldichte hängt mit dem Konsum von Milch und Milchprodukten zusammen. Außerdem gibt es Hinweise, dass ihr Verzehr mit einem geringeren Risiko für Darmkrebs zusammenhängt und der Verzehr von fermentierten Milchprodukten mit einem geringeren Risiko für Brust- und Leberkrebs. Hingegen ist das Risiko für Prostatakrebs bei Menschen mit einem hohen Verzehr von Milch- und Milchprodukten erhöht. Es ist unklar, auf welche Bestandteile der Milch dies zurückzuführen ist.

URSACHE UND WIRKUNG? Zu beachten ist, dass es sich bei all dem um Assoziationen zwischen Milchkonsum und Krankheiten handelt – Aussagen zu einem ursächlichen Effekt von Milch sind somit nicht möglich. Abgesehen davon ist niemals ein Inhaltsstoff oder ein Lebensmittel allein entscheidend für die Gesundheit.

Pflanzliche „Milch" und „Milchprodukte"

Menschen, die keine Kuhmilch und Produkte daraus konsumieren wollen oder sie nicht vertragen können, finden mittlerweile ein großes Angebot an ähnlich anmutenden pflanzlichen Alternativen. Dazu gehören Pflanzendrinks und vegane Alternativen zu Käse, Sahne, Joghurt und Eiscreme, die aus einer Vielzahl an Rohstoffen von Hülsenfrüchten über Nüsse und Samen bis hin zu Getreide und Pseudogetreide hergestellt werden.

Pflanzliche Milchalternativen bestehen im Wesentlichen aus wässrigen Extrakten zum Beispiel auf der Basis von Sojabohnen, Mandeln, Hafer, Reis, Kokosnuss oder Mischungen daraus. Unter den pflanzlichen Milchalternativen kommt nur Sojadrink der Kuhmilch hinsichtlich der Gehalte von Fett und Protein relativ nahe. Der Fettgehalt in pflanzlichen Milchalternativen ist sehr unterschiedlich. Manchen Produkten wird Pflanzenöl zugesetzt, um sie stabiler zu machen, was zu einem höheren Fettgehalt im Vergleich zu anderen Pflanzendrinks und zu Kuhmilch führt.

Die Zusammensetzung der Fettsäuren hängt vom verwendeten Rohstoff ab. Im Allgemeinen stecken in pflanzlichen Milchalternativen (außer Kokosdrink) weniger gesättigte Fettsäuren und mehr mehrfach ungesättigte Fettsäuren als in Kuhmilch. Nur Sojadrink enthält einen nennenswerten Anteil an Omega-3-Fettsäuren. Weitere gesundheitsfördernde Inhaltsstoffe in Pflanzendrinks sind sekundäre Pflanzenstoffe und Ballaststoffe, die in Kuhmilch so gut wie nicht vorkommen. Zudem sind sie cholesterinfrei.

BESSER FÜR DIE UMWELT:
Pflanzliche Milchalternativen haben gegenüber Kuhmilch ökologische Vorteile: Ihre Produktion verursacht im Schnitt weniger Treibhausgase und benötigt weniger Wasser und Fläche. Besonders nachhaltig sind Varianten aus heimischem Hafer oder Erbsen.

Zu den Nachteilen im Vergleich zu Kuhmilch gehören die wesentlich geringeren Gehalte an Vitaminen und Mineralstoffen, sofern die Produkte nicht extra damit angereichert werden. Bei Bioprodukten ist das aber verboten. Konventionellen Produkten dürfen Vitamine und Mineralstoffe zugesetzt werden, und darüber hinaus etwa auch Zucker, Salz, Aromen, Stabilisatoren und Emulgatoren.

Käseimitate

Pflanzliche Produkte, die wie Käse aussehen und schmecken, ohne dass sie aus Milch hergestellt werden, tragen fantasiereiche Namen, da sie nicht Käse heißen dürfen. Käseimitate sind – sofern ihnen kein Milchpulver oder Ähnliches zugesetzt wurde – für vegan Lebende und Menschen mit Milcheiweißallergie eine Alternative.

Die meisten veganen Käsealternativen bestehen hauptsächlich aus Wasser, pflanzlichen Ölen oder Fetten wie Palm- und Kokosöl sowie Stärke. Einige enthalten zudem Nüsse, Hülsenfrüchte, Gemüse oder Reis. Hinzu kommen Gewürze und Salz und verschiedene Zusatzstoffe. Vom Nährwert her sind sie Käse unterlegen: Sie enthalten wenig Protein, kaum Calcium und manche sogar mehr gesättigte Fettsäuren und Salz als vergleichbarer Käse. Ihre Ökobilanz ist meist besser als die von Käse, doch der Einsatz von Palm- und Kokosöl als Grundzutat ist kritisch zu bewerten.

Pflanzliche Lebensmittel

Pflanzliche Lebensmittel enthalten in unverarbeiteter Form – mit Ausnahme von Nüssen, Samen, Oliven und Avocado – relativ wenig Fett. Das liegt daran, dass Pflanzen überwiegend Stärke als Energiereserve speichern und nicht das Fett. So haben Gemüse, Pilze, Obst und Getreide, wie etwa Reis, Weizen und Roggen, einen geringen Fettgehalt. Hülsenfrüchte, wie Linsen, Erbsen und Bohnen, enthalten bis auf zwei Ausnahmen wenig Fett – die Ausnahmen sind die Sojabohne und die Erdnuss. Einen hohen Fettgehalt haben Speiseöle sowie Margarine. Auch stärker verarbeitete pflanzliche Produkte, wie Kartoffelchips, Pommes frites oder manche vegane Käse- und Wurstalternativen, liefern viel Fett.

Was die Art der Fettsäuren betrifft, enthalten die Fette in fast allen Pflanzen hohe Anteile an einfach und an mehrfach ungesättigten Fettsäuren. Gesättigte Fettsäuren kommen – außer in Palmöl, Palmkernfett, Kokosöl und Kakaobutter – in unverarbeiteten pflanzlichen Lebensmitteln kaum vor.

Das Plus der Pflanzen: Vitamin E und Phytosterine

Die pflanzlichen Fettquellen sind gleichzeitig die besten Vitamin-E-Quellen. Besonders reich an diesem Vitamin sind Öle wie Weizenkeim-, Sonnenblumen-, Maiskeim-, Raps-, Lein-, Oliven- und Sojaöl sowie zum Beispiel Haselnüsse, Mandeln und daraus hergestellte Öle. Vitamin E wirkt antioxidativ, das heißt, es schützt empfindliche Moleküle wie ungesättigte Fettsäuren vor schädlichen Reaktionen. Dadurch verlangsamt es in Lebensmitteln das Ranzigwerden, und es trägt in unserem Körper dazu bei, zum Beispiel Zellen zu schützen und zu stabilisieren, unter anderem die des Nervensystems.

Auch Phytosterine finden sich als natürliche Bestandteile in fettreichen pflanzlichen Lebensmitteln wie Nüssen und Samen. Besonders reichhaltige Quellen für diese sogenannten sekundären Pflanzenstoffe sind Sonnenblumenkerne, Sesamsaat und natives Sojaöl.

Pflanzensterine sind in den Pflanzenzellen das Pendant zum Choleste-

Phytosterine als Cholesterinsenker

Pflanzensterine werden manchen Lebensmitteln extra zugesetzt, zum Beispiel Margarine oder Milcherzeugnissen. Für solche angereicherten Produkte ist folgende gesundheitsbezogene Werbeaussage erlaubt: „Phytosterine tragen zur Aufrechterhaltung eines normalen Cholesterinspiegels im Blut bei" – vorausgesetzt, die tägliche Aufnahme der Phytosterine beträgt mindestens 0,8 Gramm.

Mit täglich 2 bis 3 Gramm Pflanzensterinen aus angereicherten Produkten kann sich der LDL-Cholesterinspiegel um etwa ein Zehntel senken lassen. Wie stark der Spiegel sinkt, hängt aber unter anderem vom Ausgangswert und von genetischen Faktoren ab – manche Menschen reagieren stark, andere gar nicht.

Unklar ist, wie sich ein langfristiger Konsum angereicherter Produkte auf die Gesundheit auswirkt. Bekannt ist jedoch: Isolierte Pflanzensterine können auch die Aufnahme der fettlöslichen Vitamine wie Vitamin E und der Vitamin-A-Vorstufe Betacarotin vermindern. Zudem gibt es Hinweise auf weitere mögliche Nebenwirkungen, etwa auf die Blutgefäße in den Augen und auf Gefäßverkalkungen bei Menschen, die zu hohe Mengen an Pflanzensterinen genetisch bedingt schlecht ausscheiden können.

Natürlich in Lebensmitteln vorkommende Phytosterine kann man nicht „überdosieren". Aber angereicherte Produkte sollten nur Menschen mit erhöhtem Cholesterinspiegel nutzen. Dabei sollte die Dosis der Phytosterine 3 Gramm pro Tag nicht überschreiten, um gesundheitliche Risiken zu vermeiden. Für Menschen mit normalem Cholesterinspiegel und auch für Schwangere, Stillende und Kinder unter fünf Jahren sind sie nicht geeignet.

rin tierischer Zellen. Sie zu essen, ist nicht lebensnotwendig, und unser Körper nutzt sie fast nicht. Allerdings können sie in hoher Dosis den Cholesterinspiegel senken, da sie bei der Verdauung mit Cholesterin konkurrieren. Denn der Großteil der Phytosterine aus der Nahrung verbleibt im Darm und hemmt dort die Aufnahme von Cholesterin in die Darmzellen. Nur ein kleiner Teil der Phytosterine gelangt über die Darmzellen ins Blut und zur Leber. Dort können sie außerdem die Eigenproduktion von Cholesterin hemmen.

Nüsse und Ölsamen

Nüsse und Samen sind kleine, fettreiche Nährstoffpakete. Botanisch gesehen ist eine Nuss eigentlich Schalenobst, also eine trockene Frucht mit harter Schale, zum Beispiel die Haselnuss, Walnuss, Buchecker und Eichel. Für viele bekannte „Nüsse" trifft das aber gar nicht zu. So sind zum Beispiel Cashewkern, Mandel und Pistazie Steinfrüchte, die Paranuss ist eine Kapselfrucht und die Erdnuss ist eine Hülsenfrucht. Bei den Samen handelt es sich um die Vermehrungseinheiten von Pflanzen. Sie enthalten den Keimling sowie reichlich Nährstoffe für dessen Wachstum, vor allem Fette als Energiereserve. Ölsamen oder Ölsaaten wie Kürbis- und Sonnenblumenkerne, Sesam-, Chia- und Leinsamen werden wegen ihres hohen Fettgehalts zur Ölgewinnung genutzt.

LEINSAMEN IST BESONDERS REICH AN OMEGA-3-FETTSÄUREN: Beim Zerkleinern entstehen jedoch kleine Mengen Blausäure – ein in größeren Mengen giftiger Stoff. Durchschnittlich treten etwa 200 Milligramm Blausäure pro Kilogramm Leinsamen auf. Eine EU-Verordnung legt als Höchstgehalt 150 Milligramm Blausäure pro Kilogramm Leinsamen fest. Laut BfR ist der Verzehr von bis zu 15 Gramm rohem Leinsamen pro Mahlzeit unbedenklich. Beim Kochen und Backen verflüchtigt sich die Blausäure, und auch in Leinöl spielt sie keine Rolle, weil sie nicht mit dem Öl ausgepresst wird.

Mit einem Fettgehalt von bis zu über 70 Prozent bei Macadamia- und Pekannüssen liefern Nüsse genauso viele Kalorien wie zum Beispiel Schokolade. Dickmacher sind sie trotzdem nicht: Sie liefern Protein und Ballaststoffe und sättigen gut. Zudem kann der Körper ihre Kalorien nicht vollständig verwerten, besonders wenn sie nicht gründlich gekaut werden. Zu den gesundheitsfördernden Inhaltsstoffen zählen neben reichlich Öl-, Linol- und alpha-Linolensäure auch sekundäre Pflanzenstoffe, Vitamin E und B-Vitamine sowie Mineralstoffe wie Magnesium, Calcium und Eisen.

Wegen ihres hohen Gehalts an Fett und ungesättigten Fettsäuren können Nüsse schnell ranzig werden. Lagern Sie sie daher trocken, kühl und dunkel. Feuchtigkeit, Licht und Wärme lassen Nüsse schneller ranzig werden und auch schimmeln. Ungeschälte Nüsse halten am längsten. Sie sind am besten in luftdurchlässigen Säcken aufgehoben. Geknackte Nüsse bleiben im Kühlschrank in gut verschlossenen Gefäßen etwa vier Wochen, im Gefrierfach rund ein Jahr haltbar. Gemahlene Nüsse und geschrotete Samen verderben schneller.

Um von den gesundheitlichen Vorteilen zu profitieren, werden etwa 25 bis 30 Gramm ungesalzene Nüsse oder Samen pro Tag empfohlen – eine kleine Handvoll. Nüsse und Samen eignen sich als Snack, Topping im Salat, im Joghurt oder Müsli oder als Mus. Sie lassen sich aber auch in Brot, Brötchen und Kuchen oder Aufstrichen, Aufläufen und Soßen verarbeiten.

FETTREICH UND GESUND: Obwohl Nüsse fett- und damit kalorienreich sind, zeigen Studien, dass ihr Verzehr sogar beim Abnehmen helfen kann, und dass Menschen, die mehr Nüsse essen, seltener Herz-Kreislauf-Erkrankungen erleiden.

Sojabohne und Erdnuss – fettreiche Hülsenfrüchte

Die meisten Hülsenfrüchte wie Linsen, Bohnen, Erbsen und Kichererbsen enthalten nur etwa 1 bis 3 Prozent Fett. Doch es gibt zwei Ausnahmen mit deutlich mehr Fett: Sojabohne und Erdnuss. Die Sojabohne enthält in getrockneter Form 18 Prozent Fett, die Erdnuss 48 Prozent. Aus Soja und Erdnüssen wird unter anderem Öl produziert – sie tragen zu mehr als ein Drittel zur weltweiten Ölproduktion bei.

Das Fett in der Sojabohne ist reich an der mehrfach ungesättigten Fettsäure Linolsäure und arm an gesättigter Palmitinsäure. Die Erdnuss enthält hingegen viel Ölsäure. Außerdem sind Sojabohne und Erdnuss sowie daraus hergestellte Produkte wie Tofu, Tempeh beziehungsweise Erdnussmus gute Proteinquellen.

Avocado und Olive – Obst kann auch fettreich sein

Fast jedes Obst enthält viel weniger als 1 Prozent Fett. Doch auch hier gibt es Ausnahmen: Neben dem Schalenobst – also den schon erwähnten Nüssen – sind die Avocado und die Olive fettreich. Die Avocado besteht zu etwa einem Viertel aus Fett, schwarze rohe Oliven zu einem Drittel und grüne rohe Oliven zu gut einem Sechstel. Bei den Fettsäuren dominieren die einfach ungesättigten wie die Ölsäure mit 15 Gramm pro 100 Gramm in der Avocado und mit 10 Gramm pro 100 Gramm in der grünen Olive.

Das Fruchtfleisch der Avocado wird fast ausschließlich roh gegessen. Typisch ist die Verwendung in Aufstrichen und Dips wie Guacamole, als Brotbelag, als Zutat zu Salaten, Sushi oder Wraps.

Von den ursprünglich aus Zentralamerika stammenden und heute unter anderem auch in Südeuropa, Südafrika und dem Nahen Osten angebauten Avocados wird nur ein kleiner Teil für die Ölgewinnung verwendet. Die Olive ist sowohl als Rohstoff für die Ölproduktion beliebt als auch eingelegt als Snack, Antipasti oder Zutat zu Salaten oder warmen Speisen.

DIE ÖKOBILANZ VON AVOCADOS IST SCHLECHT: Daher sollte man sie eher selten genießen. Der großflächige Avocadoanbau belastet in vielen Herkunftsregionen die Umwelt, unter anderem, weil dafür Wälder abgeholzt werden und viel Wasser verbraucht wird. Die Nährstoffe der Avocado wie einfach und mehrfach ungesättigte Fettsäuren, Vitamine und Mineralstoffe wie Kalium können wir genauso gut aus heimischen Fettquellen beziehen, zum Beispiel aus Walnüssen und Leinöl sowie aus regionalem Obst und Gemüse der Saison.

Öl – raffiniert oder kaltgepresst?

Speiseöle liefern Energie aus fast 100 Prozent Fett, aber auch Geschmack. Sie sind außerdem eine wichtige Quelle für essenzielle Fettsäuren sowie für die Vitamine E und K und für wertvolle sekundäre Pflanzenstoffe wie Carotinoide und Phytosterine. Der Geschmack eines Öls ist übrigens wesentlich durch die sekundären Pflanzenstoffe sowie durch Aromastoffe bedingt. Das enthaltene Vitamin E trägt nicht nur zur Gesundheit, sondern auch zur Haltbarkeit des Öls bei, weil es das Öl vor dem Ranzigwerden schützt.

Je nachdem, aus welcher Pflanze beziehungsweise welchem Pflanzenteil wie Fruchtfleisch oder Samen das Öl stammt, weist es eine charakteristische Fettsäurenzusammensetzung auf. Die Art der Fettsäuren beeinflusst die Eigenschaften eines Speiseöls wesentlich. Mit Ausnahme von Kokos- und Palmöl sowie Kakaobutter enthalten pflanzliche Öle reichlich ungesättigte Fettsäuren. Oliven-, Erdnuss- und Rapsöl sind reich an der einfach ungesättigten Ölsäure. Alle pflanzlichen Öle, aber in größeren Mengen vor allem Lein-, Raps- und Walnussöl, sind Quellen für alpha-Linolensäure. Getreidekeimöle wie Mais- und Weizenkeimöl sowie Distel- und Sonnenblumenöl liefern reichlich Linolsäure. Die einzige pflanzliche Quelle für EPA und DHA – aber kein Speiseöl, weil nicht wie ein solches einsetzbar – ist Mikroalgenöl (siehe Seite 160). Ab Seite 112 finden Sie einzelne Pflanzenöle im Porträt.

Auch Herstellungsverfahren beeinflussen das fertige Öl. So muss man zwischen raffinierten und kaltgepressten Ölen und Fetten unterscheiden. Kaltgepresstes Öl hat oft den Ruf, gesünder zu sein als raffiniertes Öl. Doch beide haben Vor- und Nachteile. Die Entscheidung zwischen kaltgepresstem und raffiniertem Öl sollten Sie je nach dem Zweck der Verwendung treffen – und nach persönlichen Vorlieben. Aus ernährungswissenschaftlicher Sicht ist kaltgepresstes und raffiniertes Öl aus ein und demselben Rohstoff fast gleichwertig, denn das Muster der Fettsäuren ist identisch.

Raffiniert – gereinigt, haltbar, vielseitig

Raffinierte Speiseöle werden durch Pressen der eventuell vorher zerkleinerten und erwärmten Ölsaaten oder -früchte oder – für mehr Ertrag – mit Lösungsmitteln wie Hexan gewonnen. Oft werden beide Verfahren kombiniert. Dabei entsteht ein trübes Rohöl, das nicht genießbar ist. Deshalb ist die Raffination nötig: In mehreren Reinigungsschritten entfernt sie unerwünschte Stoffe wie Schleimstoffe, Farbstoffe und freie Fettsäuren, die die Haltbarkeit verkürzen würden.

Auch Schadstoffe wie Schwermetalle, Pestizide oder Schimmelpilzgifte werden weitgehend entfernt. Gleichzeitig gehen aber gewünschte Aromastoffe, Vitamine und Phytosterine verloren. Der Gehalt an Vitamin E und Phytosterinen sinkt jedoch nur um 10 bis 30 Prozent, sodass raffinierte Öle weiterhin gute Quellen dafür bleiben. Die Zusammensetzung der Fettsäuren in den Triglyceriden bleibt nahezu unverändert, und Transfettsäuren entstehen mit heutigen Verfahren kaum.

Der praktische Vorteil der relativ farblosen raffinierten Öle ist, dass sie hoch erhitzbar, universell einsetzbar und lange haltbar sind.

„RAFFINIERT" STEHT MEIST NICHT AUF DEM ETIKETT: Wenn ein Öl „kaltgepresst" oder „nativ" ist, kennzeichnen Hersteller das jedoch recht deutlich. Fehlen diese beiden Angaben, können Sie daher davon ausgehen, dass das Öl raffiniert ist.

Schädliche Stoffe in raffinierten Ölen und erhitzten Produkten

Beim Raffinieren von Pflanzenölen können sogenannte 3-MCPD-, 2-MCPD- und Glycidyl-Fettsäureester entstehen. In Tierversuchen zeigten hohe Mengen der Fettsäureester schädliche Wirkungen auf Herz- und Nierenzellen und lösten gutartige Tumore aus; Glycidol – das Spaltprodukt aus Glycidyl-Fettsäureestern im Körper – gilt als wahrscheinlich krebserregend.

Diese Stoffe finden sich nicht nur in raffinierten Ölen wie Palmöl und daraus hergestellten Produkten wie

Margarine, Gebäck, Nuss-Nougat-Creme oder Frittiertem, sondern auch zum Beispiel in dunkel geröstetem Toastbrot, in Brotrinde oder in Sojasauce. Denn sie entstehen beim starken Erhitzen fett- und salzhaltiger Produkte.

Erwachsene nehmen bei üblicher Ernährung meist unbedenkliche Mengen auf. Bei Säuglingen und Kleinkindern kann die Belastung über spezielle Säuglingsanfangs- und Folgenahrung allerdings höher sein. Die EU hat im Jahr 2021 Höchstgehalte für bestimmte Lebensmittel festgelegt und jene für Säuglings- und Kleinkindnahrung im Jahr 2025 weiter abgesenkt.

Für eine reduzierte Aufnahme sollten Sie Lebensmittel mit hohen Gehalten nur in Maßen essen und beim Kochen zu Hause etwa Fleisch oder Fisch erst nach dem Braten salzen. Zudem gilt: Nicht zu dunkel bräunen.

Kaltgepresst – aromatisch in der kalten Küche

Kaltgepresste Speiseöle werden ohne chemische Extraktion und ohne Raffination rein mechanisch etwa durch Auspressen gewonnen. Saaten, Fruchtfleisch oder Keimlinge dürfen vorher zerkleinert, geröstet oder schonend gedämpft werden – das muss aber gekennzeichnet werden. Wenn auch solche Schritte nicht eingesetzt werden, können kaltgepresste Öle auch als „nativ" bezeichnet werden. Native Öle dürfen nach dem Pressen lediglich gefiltert und abgefüllt werden.

Kaltgepresste Öle enthalten etwas höhere Gehalte an Umweltschadstoffen und sind weniger gut lagerfähig als raffinierte Öle. Dafür enthalten sie mehr erwünschte Inhaltsstoffe wie Vitamin E, Phytosterine und andere Pflanzenstoffe, und sie behalten ihren arttypischen Geruch, Geschmack und die Farbe.

RAFFINIERT ODER KALTGEPRESST? Raffinierte Öle sind hitzestabiler und geschmacksneutral – ideal zum Braten, Backen und für Gerichte, bei denen das Öl geschmacklich nicht auffallen soll. Kaltgepresstes Öl ist aromatischer, oft teurer, und es ist nicht sinnvoll, es zu erhitzen. Es eignet sich für die kalte Küche, etwa für Salatdressings, Dips oder Desserts oder zum Abrunden warmer Speisen.

Haltbarkeit und Lagerung

Wie lange ein Fett oder Öl haltbar ist, hängt von der Zusammensetzung der Fettsäuren, von antioxidativen Stoffen wie dem Vitamin E und der Aufbewahrung ab. Besonders empfindlich sind Öle mit vielen mehrfach ungesättigten Fettsäuren – sie reagieren schneller mit Licht, Wärme und Sauerstoff und werden leichter ranzig.

Ungeöffnet und dunkel bei Raumtemperatur gelagert halten Speiseöle meist mindestens ein Jahr, raffinierte Öle sogar zwei Jahre. Solange sie nicht angebrochen sind, halten sie sogar deutlich länger als das Mindesthaltbarkeitsdatum – das kein Verfallsdatum ist. Ausnahmen sind Öle mit hohem Anteil an ungesättigten Fettsäuren wie zum Beispiel Leinöl.

Angebrochene Speiseöle sollten gut verschlossen möglichst kühl und dunkel lagern, um das Ranzigwerden hinauszuzögern, etwa im geschlossenen Schrank. Auch das Aufbewahren im Kühlschrank ist möglich. Dabei können in manchen nativen Ölen wie Olivenöl Bestandteile wie Wachse ausflocken. Das ist für eine spontane Verwendung zwar unpraktisch, aber ansonsten unbedenklich – bei Raumtemperatur verflüssigen sich die Feststoffe wieder. Beim Leinöl ist die Lagerung im Kühlschrank ein Muss.

GERUCHSCHECK: Riecht ein Öl ranzig oder muffig, sollten Sie es nicht mehr verwenden. Es ist zwar nicht gesundheitsschädlich, verdirbt aber den Geschmack des Essens. Bei schon länger geöffneten Behältnissen kann sich am Ausguss allerdings schnell ein ranziger Ölfilm bilden. Geben Sie daher besser etwas Öl auf einen Löffel und prüfen Sie dort den Geruch.

Ölreste gehören in den Restmüll, nicht in den Abfluss oder die Toilette. Das Fett lagert sich an den Abflussrohren ab und kann sie verstopfen, außerdem belastet es die Kläranlagen. Größere Mengen an altem Speisefett oder -öl können im Recyclinghof entsorgt werden.

Backen, Braten, Frittieren

Hitze beim Braten, Backen oder Frittieren verstärkt den Abbau von Fettsäuren im Öl. Die dabei entstehenden Aromastoffe sind teilweise erwünscht, wie etwa das typische Aroma von Pommes frites. Bei zu hohen Temperaturen entstehen jedoch auch unerwünschte Stoffe, die Geschmack und Qualität beeinträchtigen können: Wenn das Öl beim Erhitzen stark raucht, dunkler oder dickflüssiger wird, und kratzig, verbrannt oder ranzig riecht, ist es zu heiß geworden. Der Rauch entsteht zunächst einfach durch verdampfende Bestandteile wie Wasser oder freie Fettsäuren; aber sobald Sie ihn als kratzend oder in den Augen beißend wahrnehmen, deutet er darauf hin, dass aus Fettsäuren die krebserregende Substanz Acrolein entsteht. Das ist ein deutliches Signal, das Fett auszutauschen.

Die Temperatur, bei der ein Öl sichtbar zu rauchen beginnt, ist der Rauchpunkt. Raffinierte Öle qualmen nicht so schnell wie kaltgepresste Öle, da sie einen höheren Rauchpunkt haben. Zum Braten und Frittieren sowie zum Backen eignen sich daher prinzipiell raffinierte Öle. Zu hohe Temperaturen zersetzen jedoch jedes Öl, weshalb Hitze über 200 Grad grundsätzlich vermieden werden sollte. Für das Braten gelten 130 bis 140 Grad als ideal, für das Frittieren 160 bis 170 Grad. Mehr Hitze lässt Lebensmittel ohnehin nicht schneller garen, aber das Öl zersetzt sich schneller, und bei stärkehaltigen Produkten wie Kartoffelpuffer entsteht mehr gesundheitsschädliches Acrylamid.

Auch die Ölsorte spielt eine Rolle: Ein Öl ist umso hitzeempfindlicher, je mehr mehrfach ungesättigte Fettsäuren es enthält. Deshalb ist etwa Leinöl nicht zum Braten, Frittieren und Backen geeignet. Am besten zum Erhitzen eignen sich Öle mit einem hohen Anteil an einfach ungesättigter Ölsäure. Das trifft auf Bratöle zu, die Öl aus speziellen ölsäurereichen Züchtungen von Raps und Sonnenblumenkernen enthalten. Hitzestabil sind Palmöl und Erdnussöl. Bei moderaten Temperaturen ist auch natives Raps- und Olivenöl geeignet. Übliches Sonnenblumenöl enthält weniger Ölsäure als Raps- und Olivenöl und eignet sich deshalb weniger zum Erhitzen.

Zum Backen eignen sich vor allem raffinierte, geschmacksneutrale Öle. Für ein besonderes Aroma können Sie aber auch Kokosöl oder natives Olivenöl nutzen. Zum Kochen, Dämpfen, Garziehen und Schmoren ist es – abgesehen vom Geschmack – egal, welches Öl Sie verwenden, da hierbei maximal Temperaturen von etwa 100 Grad erreicht werden.

Arganöl

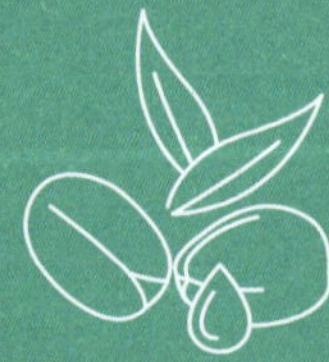

Arganmandeln sind die Früchte des Arganbaums, der in Marokko wächst. Das daraus gewonnene, hochpreisige Öl heißt auch „Marokkanisches Gold".

STECKBRIEF

Zusammensetzung	20 % gesättigte Fettsäuren, 45 % einfach ungesättigte Fettsäuren (Ölsäure), 34 % Omega-6-Fettsäuren (Linolsäure), 0,1 % Omega-3-Fettsäuren (alpha-Linolensäure)
Geschmack	Nussig-röstig; Arganöl aus Exkrementen von Ziegen schmeckt und riecht stichig und wie Roquefortkäse
Farbe	Goldgelb bis leicht rötlich
Verwendung	Nicht erhitzen. Passt gut zu Salaten, auch Obstsalaten, Gemüse-Carpaccio sowie cremigen Suppen, gegartem Gemüse, Tajine-Eintopf und anderen Gerichten der orientalischen Küche.

In Bezug auf die Fettqualität bietet Arganöl keine besonderen Vorteile. Der Anteil von gesättigten Fettsäuren und von Linolsäure ist hoch. Mitunter werden Arganöl wahre Wunderwirkungen nachgesagt. Gepriesen wird der hohe Gehalt an dem Vitamin E. Er liegt zwischen 37 und 52,5 Milligramm pro 100 Gramm und ist vergleichbar mit anderen Pflanzenölen wie Rapsöl. Der Gehalt an Phytosterinen beträgt 150 bis 190 Milligramm pro 100 Gramm und ist deutlich niedriger als bei vielen anderen Pflanzenölen. Allerdings bestehen die Phytosterine des Arganöls zu 38 Prozent aus alpha-Spinasterol und zu 45 Prozent aus delta-7-Stigmastenol (Schottenol), die in anderen Ölen kaum vorkommen. Alpha-Spinasterol soll zellstimulierend wirken und das Hautbild frischer erscheinen lassen, Schottenol gegen Tumore wirken. Aus diesem Grund ist Arganöl auch Bestandteil von Kosmetikartikeln. Doch ob die im Öl enthaltenen Mengen tatsächlich so wirken können, ist nicht bewiesen.

Zahlreiche andere postulierte Eigenschaften wie günstige Wirkungen auf das Herz-Kreislauf- und das Immunsystem sowie bei Prostatakrebs oder eine desinfizierende Wirkung gehen auf die zum Teil Jahrhunderte alten Erfahrungen der indigenen Bevölkerung Marokkos zurück. Wissenschaftliche Daten, die diese Wirkungen belegen, gibt es allerdings kaum.

Geschmackliche Qualität

Arganöl aus qualitativ hochwertigen, leicht gerösteten Kernen schmeckt und riecht nussig und röstig. Arganöl aus von Ziegen verdauten Kernen weisen einen stichigen, roquefortkäseartigen Geruch und Geschmack auf. Dazu kann es auch beim Lagern von Arganöl kommen. Sind diese Eigenschaften wahrnehmbar, deutet das auf Fehler bei Herstellung oder Lagerung beziehungsweise auf ein altes Arganöl hin.

Arganöl in der Küche

Arganöl ist mit Preisen zwischen 70 und 240 Euro pro Liter eines der teuersten Speiseöle. Daher wird es als Speiseöl üblicherweise nur in der gehobenen Küche eingesetzt.

Mehr als ein Öl – sogar Kulturerbe

Arganöl hat in Marokko besondere soziale und ökologische Bedeutung: Es wird überwiegend in kleinen Frauenkooperativen hergestellt und sichert den Lebensunterhalt von rund 100 000 Menschen. Der Arganbaum hemmt die Ausbreitung der Wüste, begünstigt die Artenvielfalt und bindet CO_2. Seit 2014 zählt die UNESCO die kulturellen Aspekte rund um den Arganbaum – Anbau, Ölgewinnung, traditionelles Wissen und Handwerk – zum immateriellen Kulturerbe der Menschheit. Traditionell geben die Frauen dieses Wissen in den Kooperativen an ihre Töchter weiter. Der hohe Preis ist gerechtfertigt, wenn es sich um sorgfältig hergestelltes, hochwertiges Öl handelt und ein angemessener Teil des Verkaufspreises bei den Kooperativen in Marokko ankommt.

Distelöl

Die orangegelben Blüten der Färberdistel, auch Saflor genannt, dienen als natürlicher Safranersatz, ihre Samen schenken uns ein feines Speiseöl.

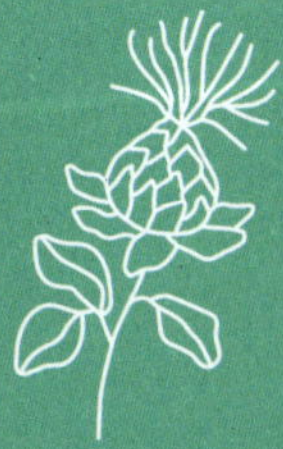

STECKBRIEF

Zusammensetzung	Circa 6 % gesättigte Fettsäuren, 15 % einfach ungesättigte Fettsäuren (Ölsäure), 68–83 % Omega-6-Fettsäuren (Linolsäure), 0,1 % Omega-3-Fettsäuren (alpha-Linolensäure)
Geschmack	Natives Distelöl hat ein mildes, nussiges, leicht säuerliches Aroma.
Farbe	Goldgelb bis grünlich
Verwendung	Herkömmliches Distelöl nicht erhitzen; nur High-Oleic-Sorten sind zum Braten und Frittieren geeignet. Passt zu Gemüse mit einem milden Eigengeschmack wie Zucchini oder Kopfsalat.

Vor einigen Jahrzehnten galt Distelöl wegen seines sehr hohen Gehalts an mehrfach ungesättigten Fettsäuren als ausgesprochen gesund. Es war in praktisch jedem Supermarkt zu finden. Es ist mit circa 40 Milligramm Vitamin E pro 100 Gramm eine gute Vitamin-E-Quelle. Allerdings ist heute bekannt, dass die Zusammensetzung der Fettsäuren in Distelöl nicht ideal ist: Der Gehalt der Omega-6-Fettsäure Linolsäure ist sehr hoch – am höchsten unter allen bekannten Pflanzenölen. Omega-3-Fettsäuren sind nur in Spuren enthalten und der Ölsäuregehalt ist auch gering. Daher ist Distelöl aus heutiger Sicht kein besonders günstiges Öl. Allerdings spricht aber nichts dagegen, es im Wechsel mit anderen Pflanzenölen zu verwenden.

Es gibt heute neu gezüchtete Sorten der Färberdistel, deren Samen viel Ölsäure und wenig Linolsäure enthalten. Daraus gewonnene Öle mit circa 70 bis 83 Prozent Ölsäure und 15 Prozent Linolsäure werden „High Oleic" oder „Distelöl HO" genannt und auch entsprechend ausgezeichnet.

Geschmackliche Qualität

Ein gutes herkömmliches Distelöl riecht und schmeckt nussig und etwas fruchtig, gegebenenfalls kommen auch pfeffrige Noten vor.

Wenn Sie das Öl kühl, dunkel und gut verschlossen lagern, hält es sich etwa ein Jahr lang. Nach Anbruch der Flasche ist es aber ratsam, das Öl zügig zu verbrauchen. Denn es schmeckt frisch am besten, und durch den hohen Gehalt an mehrfach ungesättigten Fettsäuren kann es schnell ranzig werden.

Distelöl in der Küche

Wegen des hohen Linolsäuregehalts ist herkömmliches Distelöl sehr hitzeempfindlich. Sie können es daher nur für die kalte Küche und maximal zum Dünsten bei niedrigen Temperaturen verwenden. Die neuen ölsäurereichen Distelöle eignen sich hingegen auch zum Backen, Braten und Frittieren.

Distelöl passt wegen seines milden Aromas gut zu milden Salatsorten wie Kopfsalat oder Feldsalat, ebenso etwa zu Gurken und Sprossen. Das Distelöl eignet sich auch zum Dünsten von Gemüse mit eher zartem Eigenaroma wie Zucchini oder Möhren. Außerdem lässt es sich gut mit Kräutern, Gewürzen oder Pilzen kombinieren. Es dient daher als Basis für Würz- oder Aromaöle.

Distelöl in der Industrie

Die neuartigen ölsäurereichen Distelöle werden in der Industrie zu hochwertigen Margarinen verarbeitet und zum Frittieren von Lebensmitteln genutzt. Sie gelten als gesündere Alternative zu Palmöl und anderen Fetten mit einem hohen Gehalt an gesättigten Fettsäuren.

Distelöl dient auch als Basis für verschiedene Haut- und Körperpflegeprodukte, da es rückfettend wirkt. In der Naturheilkunde wird es gelegentlich äußerlich angewendet und soll etwa bei Verstauchungen oder Prellungen helfen.

Erdnussöl

Das aromatische Öl aus den gerösteten und gemahlenen ölreichen Samen der tropischen Erdnusspflanze ist vielseitig einsetzbar und gut erhitzbar.

STECKBRIEF

Zusammensetzung	Circa 17 % gesättigte Fettsäuren, 35–67 % einfach ungesättigte Fettsäuren (Ölsäure), 13–47 % Omega-6-Fettsäuren (Linolsäure), circa 0,2 % Omega-3-Fettsäuren (alpha-Linolensäure)
Geschmack	Mild-nussig; kaltgepresstes Öl aus gerösteten Erdnüssen hat zudem ein röstiges Aroma
Farbe	Hellgelb
Verwendung	Raffiniertes Erdnussöl ist hoch erhitzbar und zum Frittieren geeignet. Natives Erdnussöl sollte nicht erhitzt werden. Passt zu Salaten, Gemüse und Fleisch, Aromen wie Chili oder Limette.

Erdnussöl hat einen relativ hohen Gehalt an der einfach ungesättigten Ölsäure, einen mittleren Gehalt an der Omega-6-Fettsäure Linolsäure und einen sehr geringen Gehalt an Omega-3-Fettsäuren. Der Gehalt an Fettsäuren kann je nach Anbaugebiet und -bedingungen sowie Züchtung variieren. Der Gehalt an Vitamin E liegt im unteren Bereich mit durchschnittlich etwa 10 Milligramm pro 100 Gramm (1,2 Milligramm pro Esslöffel).

Das wichtigste Anbauland für Erdnüsse ist China mit 18 Millionen Tonnen im Jahr 2023, gefolgt von Indien mit 10 Millionen Tonnen Erdnüssen.

Da Erdnüsse fast zur Hälfte aus Fett bestehen, braucht man nur gut 2 Kilogramm, um 1 Liter Öl zu gewinnen.

In Deutschland sind vorwiegend raffinierte Erdnussöle in Supermärkten und in Asialäden erhältlich, aber es gibt auch kaltgepresste Erdnussöle.

Geschmackliche Qualität

Raffiniertes Erdnussöl ist relativ geschmacksneutral. Kaltgepresstes Erdnussöl hat ein nussiges, unaufdringliches Aroma. Schmeckt oder riecht es bitter und ranzig, ist das ein Anzeichen dafür, dass die Nüsse bereits ranzig waren, falsch gelagert wurden oder das Öl schon verdorben ist.

Erdnussöl zählt zu den am längsten haltbaren Speiseölen. Frisches Öl von guter Qualität hält sich unter optimalen Lagerbedingungen – also kühl, trocken und lichtgeschützt – bis zu zwei Jahre. Nach Anbruch der Flasche hält sich raffiniertes Erdnussöl etwa zehn Monate lang, kaltgepresstes Öl bis zu sechs Monate.

Bei Temperaturen unter 8 Grad Celcius dickt Erdnussöl ein. Das beeinträchtigt seine Qualität aber nicht. Bei Zimmertemperatur nimmt Erdnussöl wieder seine ursprüngliche Konsistenz an.

Erdnussöl in der Küche

Raffiniertes Erdnussöl ist nicht nur besonders lange haltbar, sondern gehört auch zu den hitzestabilsten Pflanzenölen. Sein Rauchpunkt ist mit etwa 230 Grad Celsius sehr hoch. Somit ist es gut geeignet zum Frittieren, Kochen und Braten, und auch zum Grillen und für Wokgerichte bietet es sich an.

Kaltgepresstes Erdnussöl mit seinem leicht nussigen Aroma ist für die kalte Küche, also etwa für Salate, Dips und zum Verfeinern fertiger Gerichte, und zum Dünsten von Gemüse gut geeignet.

Mit seinem nussigen Aroma passt Erdnussöl beispielsweise sehr gut zu asiatischen Salaten und Gerichten wie gebratenen Nudeln oder Reispfannen. Tofu, Fleisch, Fisch und Gemüse lassen sich mit Erdnussöl kulinarisch bereichern.

Vorsicht bei Allergie

Menschen, die allergisch auf Erdnüsse reagieren, sollten insbesondere bei kaltgepresstem Erdnussöl besonders vorsichtig sein. Es kann Reste der Proteine der Erdnüsse enthalten, die allergische Reaktionen auslösen können.

Hanföl

Gewonnen aus den ölreichen Samen des robusten Nutzhanfs hat das grasig-nussig schmeckende Hanföl ein ideales Fettsäurenprofil.

STECKBRIEF

Zusammensetzung	Bis zu 7 % gesättigte Fettsäuren, 10 – 15 % einfach ungesättigte Fettsäuren (Ölsäure), circa 54 % Omega-6-Fettsäuren (Linolsäure und gamma-Linolensäure), bis zu 25 % Omega-3-Fettsäuren (alpha-Linolensäure)
Geschmack	Herb-nussig mit grasigen Aromakomponenten
Farbe	Grünlichgelb
Verwendung	Nicht hoch erhitzen. Passt zu Salaten, Dips und Rohkost, gedämpftem oder gedünstetem Gemüse.

Hanföl besteht zu über 90 Prozent aus ungesättigten Fettsäuren. Es ist besonders reich an den beiden mehrfach ungesättigten, essenziellen Fettsäuren Linolsäure und alpha-Linolensäure. Dabei ist das Verhältnis von Omega-6-Fettsäuren zu Omega-3-Fettsäuren mit ungefähr 3 zu 1 sehr gut. Auch 3 bis 4 Prozent der seltenen Omega-6-Fettsäure gamma-Linolensäure (siehe Seite 72), die sonst kaum in Pflanzenölen vorkommt, sind enthalten. Darüber hinaus enthält Hanföl die in Pflanzenölen ebenfalls seltene Fettsäure Stearodinsäure, aus der antientzündliche und das Gefäßsystem schützende Eicosanoide entstehen können. Der Vitamin-E-Gehalt liegt mit ungefähr 30 Milligramm pro 100 Gramm im mittleren Bereich unter den Pflanzenölen. Der Gehalt an Phytosterinen ist mit circa 360 bis 670 Milligramm pro 100 Gramm im Vergleich zu anderen Speiseölen hoch.

Hanföl ist kaltgepresst in gut sortierten Lebensmittelmärkten, Reformhäusern und Onlineshops erhältlich. Preislich liegt es im Bereich anderer hochwertiger Öle wie Oliven- oder Leinöl.

Geschmackliche Qualität

Kaltgepresstes Hanföl sollte nussig-herb schmecken und riechen, grasige Aromakomponenten können ebenfalls vorhanden sein. Ranzige oder bittere Fehlaromen deuten auf unsachgemäße Arbeit bei der Produktion oder bei der Trocknung der Saat hin.

Hanföl ist aufgrund des hohen Gehalts an alpha-Linolensäure schnell verderblich. Sie sollten es im Kühlschrank lagern und innerhalb weniger Wochen aufbrauchen.

Hanföl in der Küche

Weil der Anteil der mehrfach ungesättigten Fettsäuren hoch ist, ist Hanföl nicht gut erhitzbar, sondern vor allem für die kalte Küche und zum Aromatisieren von warmen Speisen geeignet.

Der herbe Geschmack von Hanföl passt gut zu rustikalen Salatsorten wie Frisée oder Löwenzahn sowie zu aromastarkem Gemüse wie Spargel oder Kohl. Durch seine krautigen Noten kann es auch eine Zutat für Pestos sein und grüne Smoothies geschmacklich abrunden.

Nicht berauschend

Die Hanfpflanze (Cannabis sativa) gehört zu den ältesten Nutzpflanzen der Welt und findet zunehmend Verwendung im Lebensmittelbereich. Der psychoaktive Stoff THC (Tetrahydrocannabinol) kommt ausschließlich in den Blättern und Blüten der Hanfpflanze vor – in den Hanfsamen ist er von Natur aus nicht enthalten. Hanföl enthält bei sachgemäßer Herstellung daher kein THC. Das BfR weist jedoch darauf hin, dass Hanföl und andere Hanfsamenprodukte durch Verunreinigen während der Verarbeitung Spuren von THC enthalten können. Die meisten Hanfsamenöle weisen aber so geringe THC-Gehalte auf, dass sie als unbedenklich anzusehen sind – also nicht berauschend wirken.

Kakaobutter

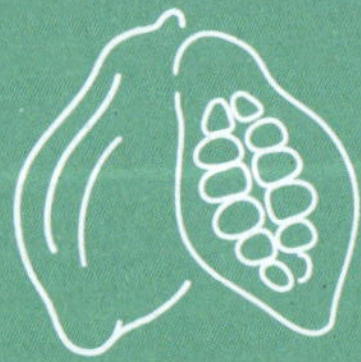

Das Fett aus den ursprünglich aus Südamerika stammenden Kakaobohnen ist ein begehrter Rohstoff für die Lebensmittelindustrie.

STECKBRIEF

Zusammensetzung	Circa 56–66 % gesättigte Fettsäuren (davon 24–29 % Palmitin- und 32–37 % Stearinsäure), 31–37 % einfach ungesättigte Fettsäuren (Ölsäure), 2–4 % Omega-6-Fettsäuren (Linolsäure), Omega-3-Fettsäuren in Spuren
Geschmack	Angenehmes leicht herbes, schokoladiges Aroma und schmelzendes Mundgefühl
Farbe	Helles Beige
Verwendung	Nur zum Schmelzen erhitzen. Passt zu Süßspeisen, Kuchen, Pralinen, Desserts.

Es lässt sich leider nicht anders sagen: Kakaobutter ist aus gesundheitlicher Perspektive nicht empfehlenswert. Der Gehalt gesättigter Fettsäuren ist hoch, der Vitamin-E-Gehalt ist es mit circa 20 Milligramm pro 100 Gramm nicht sonderlich. Der hohe Anteil an gesättigten Fettsäuren erklärt sich dadurch, dass Kakaopflanzen in tropischen Gebieten wachsen. Die Fettsäurenzusammensetzung der Kakaobohne ist diesem Klima angepasst, denn gesättigte Fettsäuren sind hitzestabil. Je näher sie am Äquator wachsen, desto mehr gesättigte Fettsäuren und desto weniger ungesättigte Fettsäuren, die oxidieren würden, werden eingebaut.

Der Schmelzpunkt der Kakaobutter liegt zwischen 30 und 40 Grad Celsius, weshalb sie bei Raumtemperatur fest ist. Bei den hohen Temperaturen der Anbauländer ist sie oft flüssig und wird deshalb als Speiseöl bezeichnet.

Kakaobohnen bestehen zu mehr als der Hälfte aus Fett. In der Kakaobohne dient das Fett – die Kakaobutter – als Energiespeicher. Um sie zu gewinnen, werden Kakaobohnen fermentiert, geröstet, geschält und gemahlen. Aus dieser Kakaomasse wird dann die Kakaobutter abgepresst. Dabei entsteht der Kakaopresskuchen, der zum Beispiel zu Kakaopulver weiterverarbeitet werden kann. Die Kakaobutter wird dann in der Regel raffiniert.

Kakaobutter in der Küche

Kakaobutter ist eher kein typisches Speisefett in der heimischen Küche, sondern in erster Linie eine Zutat in Schokolade und vielen anderen verarbeiteten Süßwaren und Gebäcken. Zum Beispiel ist Kakaobutter in hochwertigen Kuvertüren für Pralinen oder Kuchen ein wichtiger Bestandteil und gibt den Produkten ihren Glanz. Kakaobutter spielt aber auch zunehmend in der veganen Küche eine Rolle, etwa fürs Zubereiten von Desserts und Kuchen. Wenn Sie Kakaobutter in der Küche verarbeiten, sollten Sie schwankende Temperaturen vermeiden und das Fett behutsam schmelzen – sonst sehen die damit hergestellten Speisen stumpf aus.

Kakaobutter in Schokoladen

Kakao ist der charakteristische Inhaltsstoff von Schokolade. Während die festen Bestandteile der Kakaobohne vor allem für den Geschmack der Schokolade verantwortlich sind, bestimmt die Kakaobutter maßgeblich die Textur – also etwa, wie die Schokolade bricht und auf der Zunge schmilzt.

Das schmelzende Mundgefühl von Schokolade lässt sich auch mit anderen Fetten wie Palmöl erreichen. Deshalb regelt die EU in der Kakaoverordnung, was als Schokolade verkauft werden darf: Der Anteil der sogenannten Gesamtkakaotrockenmasse muss bei mindestens 43 Prozent liegen, davon wiederum müssen 26 Prozent Kakaobutter sein. Verwenden Hersteller Palmöl, müssen sie das kennzeichnen.

Kokosöl

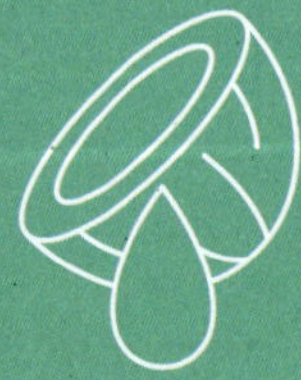

Das Öl aus dem Fruchtfleisch der Kokosnuss hat den Ruf eines Superfoods. Doch besonders gesund ist es nicht.

STECKBRIEF

Zusammensetzung	Circa 90 % gesättigte Fettsäuren (davon 45–53 % Laurinsäure), 5–10 % einfach ungesättigte Fettsäuren (Ölsäure), 1–3 % Omega-6-Fettsäuren (Linolsäure), 0,2 % Omega-3-Fettsäuren (alpha-Linolensäure)
Geschmack	Raffiniertes Kokosfett hat einen zarten Nussgeschmack und zarten Schmelz. Natives Kokosfett hat das typische Kokosaroma.
Farbe	Weiß
Verwendung	Zum Erhitzen bei niedrigen Temperaturen geeignet. Passt zu Desserts und Süßspeisen, Meeresfrüchten und Fisch.

Kokosöl besteht zu etwa 90 Prozent aus gesättigten Fettsäuren, was gesundheitlich ungünstig ist. Im Gegensatz zu anderen Speiseölen hat Kokosöl mit 67 Milligramm pro 100 Gramm einen geringen Phytosteringehalt. Vitamin E ist kaum enthalten.

Gewonnen wird das Kokosöl aus dem Fruchtfleisch der Kokosnuss, das zu etwa zwei Dritteln aus Öl besteht. Angebaut wird die Kokospalme in tropischen Gebieten mit Durchschnittstemperaturen von fast 30 Grad Celsius. In den Anbauländern ist Kokosöl flüssig, während es in unseren Breitengraden eher fest ist, denn es schmilzt erst ab etwa 23 Grad Celsius. Daher wird es auch Kokosfett genannt. Dabei ist allerdings zwischen nativem Kokosfett – häufig in Schraubdeckelgläsern angeboten – und Kokos-Plattenfett zu unterscheiden. Letzteres wird stark bearbeitet, wobei sich das Kokosaroma verliert.

Obwohl es fest ist, hat Kokosfett einen zarten Schmelz. Mit seinem Schmelzpunkt dicht unter unserer Körpertemperatur zergeht es im wahrsten Sinne auf der Zunge. Im Mund erzeugt es einen ausgeprägten Kühlungseffekt. Deshalb nutzt man es für die Herstellung von Eiskonfekt oder für die Schokoschichten bei „Kaltem Hund", die gleichzeitig fest und cremig sein sollen.

Kokosöl in der Küche

Wenn Sie Kokosöl zum Braten verwenden, bildet sich relativ schnell ein kratzender, seifenartiger Geschmack. Das liegt daran, dass mittelkettige Fettsäuren aus dem Triglyceridmolekül abgespalten werden. Deshalb sollten Sie es nur zum Dünsten und nicht zum Braten einsetzen. Die seit vielen Jahrzehnten schon erhältlichen festen Platten oder Würfel von Kokosfett lassen sich hingegen zum geschmacksneutralen Braten und Frittieren verwenden.

In der asiatischen Küche hat Kokosöl einen festen Platz, etwa bei der Zubereitung von Currys und anderen Gerichten mit Kokosmilch. Die Lebensmittelindustrie setzt raffiniertes Kokosöl vielfältig ein, zum Beispiel für die Herstellung von Margarinen und Süßwaren.

Gesundheitswert oft überschätzt

Aus Kokosöl wird MCT-Öl hergestellt (siehe Seite 178). Es ist aber selbst kein solches Öl, denn es enthält zum Großteil Laurinsäure, eine mittelkettige Fettsäure mit 12 Kohlenstoffatomen. Unser Körper verstoffwechselt sie langsamer als Fettsäuren mit 8 bis 12 Kohlenstoffatomen, die aus dem Darm direkt zur Leber transportiert und dort rasch zur Energiegewinnung genutzt werden. Letztere machen im Kokosöl nur 20 Prozent aus.

So werden dem Kokosöl oft besondere gesundheitliche Vorteile zugesprochen, weil es mittelkettige Fettsäuren liefert. Allerdings verhält sich seine Hauptfettsäure, die Laurinsäure, im Körper gar nicht wie eine mittelkettige Fettsäure. Kokosöl ist also keineswegs so gesund, wie es mitunter gepriesen wird. Genießen Sie daher das weit gereiste Öl sparsam.

Kürbiskernöl

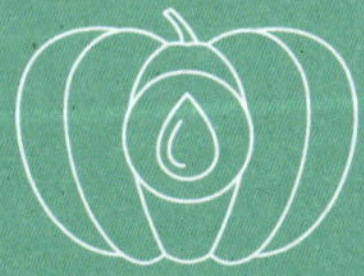

Es ist eines der teuersten Öle, gewonnen durch Kaltpressung aus Samen verschiedener Kürbisarten wie dem Garten- oder Ölkürbis und dem Riesenkürbis.

STECKBRIEF

Zusammensetzung	Circa 20 % gesättigte Fettsäuren, 25–40 % einfach ungesättigte Fettsäuren (Ölsäure), 40–60 % Omega-6-Fettsäuren (Linolsäure), 0,3–0,8 % Omega-3-Fettsäuren (alpha-Linolensäure)
Geschmack	Nussig, mit leichten fruchtigen und grasigen Noten. Im Handel ist meist Kürbiskernöl aus gerösteten Kernen erhältlich, das zudem ein kräftiges, deutlich röstiges Aroma hat.
Farbe	Dunkelgrün
Verwendung	Sollte nicht erhitzt werden. Passt zu Salaten, Rohkostgerichten, Cremesuppen und zu vielen Gerichten der alpenländischen Küche.

Durch die relativ hohen Gehalte an gesättigten Fettsäuren und an Linolsäure ist die Fettsäurenzusammensetzung von Kürbiskernöl nicht optimal. Allerdings enthält es andere wertvolle Stoffe wie die fettlöslichen Vitamine E, A und K sowie sekundäre Pflanzenstoffe wie Phytosterine und Carotinoide, darunter Lutein und Betacarotin. Abgesehen davon: Kürbiskernöl ist mit einem Preis von über 20 Euro pro Liter relativ teuer. Außerdem hat es einen sehr intensiven Geschmack. Daher dürfte es wohl eher nur in kleinen Mengen zum Einsatz kommen.

Um 1 Liter Kürbiskernöl zu pressen, werden 3 Kilogramm Kürbiskerne benötigt – das entspricht 35 Kürbissen.

Geschmackliche Qualität

In Steirischem Kürbiskernöl sind zwar Röstaromen erwünscht, aber bittere und angebrannte Geschmackskomponenten sollten nicht vorkommen. Sind diese feststellbar, wurden die Kürbiskerne wahrscheinlich unsachgemäß geröstet oder getrocknet.

Kürbiskernöl in der Küche

Das aromatische Kürbiskernöl eignet sich sehr gut für die kalte Küche, etwa für grüne Salate oder Aufstriche sowie zu Käse oder Eierspeisen. Ein paar Tropfen Kürbiskernöl setzen nicht nur einen geschmacklichen, sondern auch einen farblichen Akzent – etwa in einer Kürbis- oder Kartoffelcremesuppe oder über Vanilleeis.

Sie sollten Kürbiskernöl nicht erhitzen, da es mit 120 Grad Celsius einen relativ niedrigen Rauchpunkt hat und es durch das Erhitzen sein Aroma verliert. Zum Kochen, Braten und Backen ist das Öl also nicht geeignet.

Eine geöffnete Flasche mit Kürbiskernöl lagern Sie am besten kühl und dunkel – also im Kühlschrank – und brauchen sie innerhalb weniger Wochen auf.

Steirisches Kürbiskernöl g. g. A.

Eine Kennzeichnungspflicht über die genaue Herkunft eines Speiseöls und der verarbeiteten Rohware gibt es in der EU nur für Olivenöl und für Steirisches Kürbiskernöl. Für diese beiden Öle dürfen die Produzenten das EU-Siegel „geschützte geografische Angabe" (g. g. A.) beantragen.

Beim Steirischen Kürbiskernöl umfasst die definierte geografische Region die Steiermark sowie Teile der Bundesländer Burgenland, Kärnten und Niederösterreich. Im Handel sind auch österreichische Kürbiskernöle erhältlich, die kein derartiges Siegel tragen.

Die „geschützte geografische Angabe" bietet aber keine Garantie dafür, tatsächlich ein regionales Produkt zu kaufen: Das Siegel besagt nur, dass mindestens eine Stufe der Produktion im Herkunftsgebiet stattfinden muss. Das heißt, Produzenten können auch in China angebaute Kürbiskerne regional zu Steirischem Kürbiskernöl verarbeiten oder das Öl nur dort abfüllen.

Leinöl

Die Samen von Lein, auch Flachs genannt, sind Ausgangsprodukt für Leinöl. Sie enthalten von allen Samen den höchsten Omega-3-Fettsäure-Gehalt.

STECKBRIEF

Zusammensetzung	Circa 6–9 % gesättigte Fettsäuren, 10–22 % einfach ungesättigte Fettsäuren (Ölsäure), 12–18 % Omega-6-Fettsäuren (Linolsäure), 56–71 % Omega-3-Fettsäuren (alpha-Linolensäure)
Geschmack	Nussig, brotartig; sehr schnell entwickeln sich leichte Bitternoten
Farbe	Goldgelb oder gelbgrünlich
Verwendung	Nicht erhitzen. Passt zu Kartoffeln, Milchprodukten wie Quark, Schichtkäse oder Frischkäse und zu fruchtigen Salatdressings.

Charakteristisch für Leinöl ist sein hoher Gehalt an ungesättigten Fettsäuren, wobei im Vergleich zu anderen Speiseölen die alpha-Linolensäure dominiert. Da diese dreifach ungesättigte Fettsäure ansonsten eher in geringen Mengen in unserer Ernährung vorkommt, ist Leinöl besonders wertvoll. Daneben enthält Leinöl vor allem auch die ungesättigten Fettsäuren Ölsäure und Linolsäure. Der Anteil an gesättigten Fettsäuren ist mit unter 10 Prozent relativ niedrig im Vergleich zu anderen Speiseölen. Der Vitamin-E-Gehalt liegt mit etwa 40 bis 60 Milligramm pro 100 Gramm im mittleren Bereich. Der Gesamtgehalt an Phytosterinen liegt zwischen 0,2 und 0,5 Prozent. Die Zusammensetzung von Leinöl kann abhängig von

Sorte des Leins, Anbaustandort und Anbaubedingungen variieren.

Geschmackliche Qualität

Kaltgepresstes Leinöl hat einen typischen, leicht nussigen und an Brot erinnernden Geschmack und Geruch. Direkt nach der Herstellung ist es nur schwach bitter, doch schon nach wenigen Tagen verstärkt sich die Bitterkeit deutlich. Der Grund dafür sind bestimmte Eiweißbausteine im Öl, sogenannte Cyclolinopeptide, die beim Kontakt mit Sauerstoff chemisch verändert (oxidiert) werden. Diese Stoffe haben im Öl eigentlich eine schützende Wirkung, da sie das schnelle Verderben durch Oxidation verhindern. Entfernt man sie – zum Beispiel durch Filtern –, schmeckt das Öl zwar weniger bitter, verliert aber auch einen Teil seiner natürlichen Haltbarkeit.

Wie stark Leinöl bitter wird, hängt außerdem stark von der Lagerung ab: Bei Wärme oder Lichteinfluss geht es deutlich schneller.

Da Leinöl extrem schnell verdirbt, kommen auch in frisch geöffneten Leinölflaschen mitunter ranzige und stichig-modrige Geschmackskomponenten vor. In solch einem Fall sollten Sie das Öl beim Händler reklamieren.

Leinöl in der Küche

Das empfindliche Leinöl sollten Sie nur in der kalten Küche einsetzen. Der Eigengeschmack des Leinöls harmoniert zum Beispiel gut mit fruchtigem Essig und auch mit Milchprodukten wie Quark und Frischkäse.

Zum Schutz vor Oxidation ist Leinöl in dunklen Flaschen oder auch in Dosen im Handel. Wegen des hohen Gehalts an alpha-Linolensäure wird es sehr leicht ranzig und ist nur vier bis acht Wochen haltbar. Kaufen Sie daher nur kleine Portionen, lagern Sie das Öl im Kühlschrank und brauchen Sie es nach dem Öffnen innerhalb von wenigen Wochen auf.

Linola-Öl

Im Jahr 1994 wurde in Australien erstmals eine Leinsamensorte mit geringerem Gehalt an alpha-Linolensäure und deutlich mehr Linolsäure, vergleichbar mit herkömmlichem Sonnenblumenöl, kommerziell angebaut. Aus dieser Neuzüchtung wird das sogenannte Linola-Öl gewonnen. Wegen der geringeren Anzahl an Doppelbindungen ist das Öl deutlich stabiler, also länger haltbar. Allerdings hat es seinen ernährungsphysiologischen Vorteil verloren.

Maiskeimöl

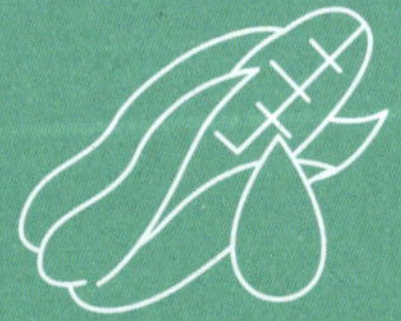

Das Öl aus dem fetthaltigen Keim der Maiskörner ist ein Nebenprodukt des Anbaus der Maispflanze, einer der wichtigsten Nutzpflanzen weltweit.

STECKBRIEF

Zusammensetzung	15 % gesättigte Fettsäuren (Palmitin- und Stearinsäure), 20–40 % einfach ungesättigte Fettsäuren (Ölsäure), 34–65 % Omega-6-Fettsäuren (Linolsäure), bis zu 2 % Omega-3-Fettsäuren (alpha-Linolensäure)
Geschmack	Raffiniertes Maiskeimöl ist fast geschmacksneutral. Natives Maiskeimöl schmeckt nussig und dezent nach Mais.
Farbe	Hellgelb bis goldgelb
Verwendung	Raffiniertes Maiskeimöl kann zum Braten und Frittieren bei über 180 Grad Celsius verwendet werden. Natives Maiskeimöl nicht erhitzen. Passt zu Salaten, Kurzgebratenem und Wokgerichten.

Maiskeimöl enthält zwar reichlich ungesättigte Fettsäuren, der Vitamin-E-Gehalt ist gut (34 Milligramm pro 100 Gramm beziehungsweise 4,1 Milligramm pro Esslöffel) und Phytosterine sind reichlich vorhanden (800 bis 2200 Milligramm pro 100 Gramm). Aber das Verhältnis von Omega-6- zu Omega-3-Fettsäuren ist ungünstig, sodass es aus dieser Sicht ernährungsphysiologisch nicht so wertvoll ist. Sie sollten es also am besten im Wechsel mit anderen Ölen wie Rapsöl verwenden.

Mais enthält nur etwa 5 Prozent Öl, das sich im und um den Keim des

Maiskorns herum befindet. Im Samenkeim besteht es daher zu einem Drittel aus Öl. Um 1 Liter Maiskeimöl zu gewinnen, sind etwa 60 000 Maiskeime nötig, was 100 Kilogramm Mais entspricht. Die führenden Anbauländer von Mais waren zuletzt die USA, China und Brasilien.

Auch bei Maiskeimöl wird, genau wie bei manch anderen Ölen wie zum Beispiel dem Sonnenblumenöl, an neuen Züchtungen gearbeitet. Diese enthalten weniger von der Omega-6-Fettsäure Linolsäure und mehr von der einfach ungesättigten Ölsäure. Im Handel ist hierzulande meist raffiniertes Maiskeimöl erhältlich, aber es gibt auch kaltgepresstes Maiskeimöl.

Geschmackliche Qualität

Während raffiniertes Maiskeimöl fast geschmacksneutral ist, sollte natives Maiskeimöl ein zartes, nussiges Maisaroma haben.

Ähnlich wie andere Pflanzenöle ist Maiskeimöl etwa ein Jahr lang haltbar. Um das Ranzigwerden hinauszuzögern, sollten Sie Maiskeimöl kühl, dunkel und gut verschlossen lagern. Angebrochenes natives Maiskeimöl bewahren Sie am besten im Kühlschrank auf und brauchen es innerhalb weniger Wochen auf.

Maiskeimöl in der Küche

Raffiniertes Maiskeimöl ist ein Allround-Öl. Es ist hoch erhitzbar, sodass Sie es sowohl zum Dünsten von Gemüse als auch zum Anbraten von Fleisch und Fisch und sogar zum Frittieren verwenden können. Wegen seines geringen Eigengeschmacks ist raffiniertes Maiskeimöl auch darüber hinaus vielseitig einsetzbar, etwa für Dressings, Saucen und Marinaden.

Kaltgepresstes Maiskeimöl verträgt hingegen keine hohen Temperaturen. In der kalten Küche passt es mit seinem nussigen, leicht süßlichen Geschmack sehr gut zu scharfen und säuerlichen Aromen. Ein Beispiel dafür ist ein Salatdressing aus kaltgepresstem Maiskeimöl mit Limettensaft und Chili in der südamerikanischen Küche. Auch kann es das Aroma von frisch gegrillten Maiskolben und Salaten mit gekochten Maiskörnern perfekt ergänzen.

Die Lebensmittelindustrie nutzt Maiskeimöl zum Beispiel häufig für die Herstellung von Margarinen und Brotaufstrichen.

Mandelöl

Das aus Süßmandeln gewonnene Öl überzeugt mit einem feinen, nussig-süßlichen Aroma und ist ideal für Süßspeisen und Kuchen.

STECKBRIEF

Zusammensetzung	Bis zu 10 % gesättigte Fettsäuren, 64–82 % einfach ungesättigte Fettsäuren (Ölsäure), 8–28 % Omega-6-Fettsäuren (Linolsäure), bis zu 0,2 % Omega-3-Fettsäuren (alpha-Linolensäure)
Geschmack	Nussig und leicht süßlich mit Mandelnoten
Farbe	Hellgelb
Verwendung	Zum Braten geeignet. Passt zu Fisch, Geflügel, Salaten, Desserts und Kuchen sowie kalten Speisen.

Das Fettsäurenprofil von Mandelöl ähnelt dem von Olivenöl: Es ist reich an der einfach ungesättigten Fettsäure Ölsäure, die mehr als zwei Drittel der Fettsäuren im Mandelöl ausmacht. Hingegen ist der Gehalt an gesättigten Fettsäuren mit unter 10 Prozent gering. Deshalb ist Mandelöl aus ernährungsphysiologischer Sicht empfehlenswert. Sein Vitamin-E-Gehalt liegt zwischen 20 und 60 Milligramm pro 100 Gramm beziehungsweise etwa 2,4 bis 7,2 Milligramm pro Esslöffel. Der Gehalt an Phytosterinen liegt bei 160 bis 400 Milligramm pro 100 Gramm.

In Deutschland erhältliches Mandelöl kommt vor allem aus den Ländern Spanien, Marokko, Tunesien, dem Iran und Kalifornien. Es wird heute in der Regel aus getrockneten und geschälten Süßmandeln gewonnen. Die Mandelkerne bestehen etwa zur Hälfte aus Öl. Um einen 1 Liter Mandelöl zu gewinnen, müssen rund 2,5 Kilogramm Mandelkerne verarbeitet werden.

Geschmackliche Qualität

Kaltgepresstes Mandelöl sollte dezent nussig schmecken. Erwünscht sind auch typisch süßliche Mandelnoten und sogar ein leichtes Vanillearoma. Modrige oder ranzige Geschmacksnoten in einem neu geöffneten Mandelöl deuten auf Fehler im Herstellungsprozess hin.

Mandelöl können Sie sehr gut im Kühlschrank aufbewahren. Aufgrund seines sehr hohen Anteils an einfach und mehrfach ungesättigten Fettsäuren und dem geringen Gehalt an gesättigten Fettsäuren flockt es im Vergleich zu manch anderem Speiseöl erst bei Minustemperaturen aus und bleibt im Kühlschrank klar. Es sollte dennoch innerhalb von wenigen Wochen verbraucht werden.

Mandelöl in der Küche

Das Mandelöl darf zwar erhitzt werden, ist aber zum Braten eigentlich zu schade und auch zu teuer. Sein Geschmack kommt besser zur Geltung, wenn warme Speisen erst kurz vor dem Servieren mit einigen Tropfen Mandelöl aromatisiert werden. Mandelöl passt zu Fisch und gedämpftem Gemüse wie Möhren oder Mangold sowie zu Salaten und zu Rohkost. Doch es eignet sich nicht nur für Pikantes, sondern auch für süße Desserts und Kuchen. Die Aromen des Mandelöls lassen sich sehr gut mit typisch orientalischen Gewürznoten verbinden, zum Beispiel mit Zimt, Ingwer oder Kardamom.

Keine Gefahr durch Blausäure

Früher wurde Mandelöl auch aus Bittermandeln gewonnen. Bittermandeln enthalten bitter schmeckendes Amygdalin in höherer Menge. Dieser Stoff wird im Körper zu giftiger Blausäure umgewandelt. Daher sind rohe Bittermandeln nicht zum Verzehr geeignet. In Süßmandeln ist Amygdalin nur in Spuren enthalten und es besteht keine Gesundheitsgefahr durch Blausäure beim Verzehr von Öl aus Süßmandeln.

Olivenöl

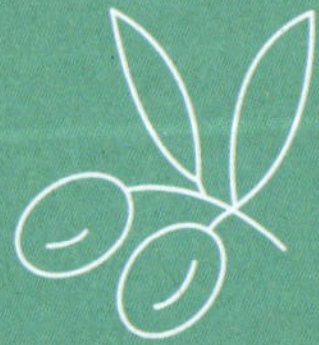

Es ist eines der beliebtesten Speiseöle weltweit, gewonnen aus den grünen bis blauschwarzen Steinfrüchten der Olivenbäume, auch Ölbäume genannt.

STECKBRIEF

Zusammensetzung	Bis zu 9 % gesättigte Fettsäuren, 55–83 % einfach ungesättigte Fettsäuren (Ölsäure), 3–21 % Omega-6-Fettsäuren (Linolsäure), Omega-3-Fettsäuren in Spuren
Geschmack	Fruchtig, bitter, scharf, grün und nussig sind die wichtigsten Aromakomponenten. Grundsätzlich schmecken Öle, die aus jungen Oliven gewonnen wurden, fruchtiger und bitterer als die Öle aus reifen Oliven.
Farbe	Hellgelb bis grünlich
Verwendung	Kaltgepresstes Olivenöl kann zum Braten bei niedrigen Temperaturen verwendet werden. Passt gut zu Salaten und Gerichten der mediterranen Küche.

Olivenöl punktet mit reichlich Ölsäure. Mehrfach ungesättigte Fettsäuren sind entsprechend weniger reichlich enthalten und das Omega-6- zu Omega-3-Verhältnis ist ungünstiger als etwa bei Rapsöl. Auch der Gehalt an Vitamin E ist geringer und der an Phytosterinen vergleichbar mit anderen gängigen Speiseölen. Ein weiterer Pluspunkt sind jedoch die gesundheitsfördernden Polyphenole, besonders in fruchtigen, scharfen und bitteren Olivenölen. Sie sind verantwortlich für das Aroma des Öls. Der Polyphenolgehalt und damit das Aroma variieren abhängig von Sorte, Reifegrad, Klima und Verarbeitungsbedingungen stark – bei nativen Olivenölen in der Regel zwischen 5 und 100 Milligramm pro 100 Gramm.

Geschmackliche Qualität

Ein hochwertiges Öl darf bitter und scharf sein. Häufigste Geschmacksfehler bei Olivenöl sind stichig, modrig, ranzig, essigartig und weinartig.

EU-Standards für Olivenöl

Einzig für Olivenöl gelten EU-weit rechtliche Vorgaben, die seine Qualität und Reinheit schützen sollen. Denn das im Vergleich zu anderen Ölen recht hochpreisige Olivenöl ist anfällig für Verfälschungen. Die EU unterscheidet acht Qualitätsklassen. In Deutschland sind Öle der Kategorien 1 (natives Olivenöl extra), 2 (natives Olivenöl), 5 (Olivenöl, Mischung aus raffiniertem Olivenöl und nativem Olivenöl) und 8 (Oliventresteröl) erhältlich. Die beiden nativen Klassen dürfen ausschließlich mechanisch gewonnen und nicht raffiniert werden. Die Klasse „nativ extra" muss frei von Geschmacksfehlern sein, bei „nativ" sind leichte Fehler zulässig. Die Stiftung Warentest hat im Januar 2026 25 Olivenöle der Güteklasse nativ extra getestet. Insgesamt reichten die Qualitätsurteile von gut bis mangelhaft. Vier Olivenöle der höchsten Güteklasse nativ extra können empfohlen werden. Acht der 25 Olivenöle fielen wegen Geschmacksfehlern durch – sie rochen und schmeckten stichig-schlammig, modrig oder ranzig. Sechs Produkte waren mit Mineralölbestandteilen belastet.

Olivenöl in der Küche

Olivenöl ist hitzestabil, es eignet sich gut zum Dünsten und Braten. In Mittelmeerländern wird natives Olivenöl für alle Speisen und Zubereitungsarten genutzt, von Pesto und Pasta über Paella bis hin zum Mandelkuchen.

In Deutschland ist im Handel größtenteils „natives Olivenöl extra" erhältlich, die höchste Qualitätsstufe. Es wird aufwendig mit begrenzter Wärmezufuhr hergestellt, um die typischen Aromen zu erhalten. Deshalb ist sein Einsatz in der kalten Küche etwa für Salate oder zum Aufpeppen bereits zubereiteter warmer Speisen sinnvoll. Es gibt auch aus raffiniertem und meist wenig nativem Öl gemischtes „Olivenöl", das sich zum Kochen und Braten eignet – daher heißt es oft „Brat-Olivenöl".

Palmöl

Kein Speiseöl wird weltweit in größeren Mengen gehandelt als das Öl des Fruchtfleischs der Ölpalme. Hauptanbauländer sind Indonesien und Malaysia.

STECKBRIEF

Zusammensetzung	46 % gesättigte Fettsäuren (hauptsächlich Palmitinsäure), 36–44 % einfach ungesättigte Fettsäuren (Ölsäure), 9–12 % Omega-6-Fettsäuren (Linolsäure), 0,5 % Omega-3-Fettsäuren (alpha-Linolensäure)
Geschmack	Raffiniertes Palmöl ist fast geschmacksneutral, riecht leicht blumig und erzeugt ein angenehmes, buttriges Mundgefühl. Natives Palmöl schmeckt leicht herb und säuerlich.
Farbe	Gebleichtes, raffiniertes Palmöl ist weiß, natives Öl kräftig orangerot.
Verwendung	Raffiniertes Palmöl ist gut zum Frittieren geeignet. Passt zu frittierten Speisen, gebratenen Nudeln, Reispfannen.

Wegen des hohen Anteils gesättigter Fettsäuren ist Palmöl gesundheitlich nicht empfehlenswert. Der Vitamin-E-Gehalt ist recht gering. Natives Palmöl, das hierzulande meist im Biohandel erhältlich ist, enthält reichlich Carotinoide (unter anderem Vitamin-A-Vorstufen), die es orangerot färben. Das orangefarbene Öl wird oft gebleicht und dadurch weiß. In der Lebensmittelindustrie ist es ein Universalöl. Sie nutzt es unter anderem für Backfette, Margarinen, Eis, Süßigkeiten und Fertigprodukte. Palmöl lässt sich außerdem in verschiedene Fettfraktionen wie Palmolein und Palmstearin mit unterschiedlichen Schmelz- und Verarbeitungseigenschaften aufteilen, die in vielen industriell verarbeiteten Lebensmitteln verwendet werden.

Palmöl ist in der Lebensmittelindustrie so beliebt, weil es hitzestabil und gut zu verarbeiten ist. Es ist bei Raumtemperatur zwar fest (deshalb heißt es auch Palmfett) und gibt Struktur, im Mund aber schmilzt es. Und es ist das billigste Öl.

Palmkernfett ist etwas anderes

Das Fruchtfleisch der Palmfrucht enthält etwa 50 Prozent Öl. Davon zu unterscheiden ist das Palmkernfett aus den ebenso fettreichen Kernen der Palmfrucht. In Deutschland ist Palmkernfett nur selten erhältlich.

Palmöl in der Küche

Palmöl lässt sich hoch erhitzen und wird deshalb – vor allem in Asien und Afrika – zum Kochen, Braten und Frittieren verwendet.

Auch natives Palmöl kann zum Anbraten von Gemüse oder Fleisch, etwa im Wok, genutzt werden. Es verleiht dem Gebratenen gleichzeitig eine orange Farbe. Raffiniertes Palmöl wird – ähnlich abgepackt wie Butter – meist im Kühlregal verkauft. So ist es sehr hart.

Problematischer Ölpalmenanbau

Ölpalmen anzubauen, ist sehr effizient. Sie benötigen bezogen auf den Ölertrag weniger Anbaufläche und Wasser als andere Ölpflanzen. Aber: Seit Anfang der 1980er-Jahre ist die Palmölproduktion von 6 Millionen auf knapp 80 Millionen Tonnen jährlich angewachsen. Weil sich mit dem Anbau von Ölpalmen viel Geld verdienen lässt, wurden große Regenwaldflächen dafür gerodet, zum Teil illegal. Das heizt den Klimawandel an und zerstört Lebensraum von Tieren und Menschen.

Wenn Sie Palmöl meiden möchten, verzichten Sie am besten auf stark verarbeitete Produkte mit Palmöl. Anhand der Zutatenliste oder eines Hinweises wie „Ohne Palmöl" können Sie erkennen, ob es vorkommt.

Wenn es keine palmölfreien Alternativen gibt, sollten Sie fair gehandelte Bioprodukte bevorzugen. Ob Palmöl nachhaltig produziert wurde, ist leider meist nicht erkennbar. Zwar gibt es freiwillige Siegel, doch laut Verbraucherschützern sind diese oft wenig transparent und unzureichend.

Rapsöl

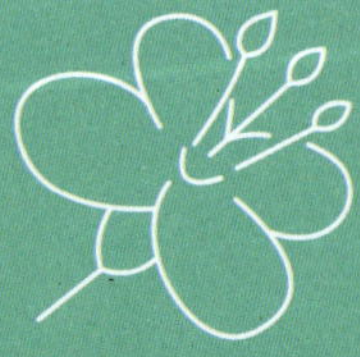

Das Öl aus den Samen von Raps ist hierzulande am beliebtesten. Von April bis Mai prägt die Rapspflanze mit ihren gelben Blüten ganze Landschaften.

STECKBRIEF

Zusammensetzung	6 % gesättigte Fettsäuren, 51 – 70 % einfach ungesättigte Fettsäuren (Ölsäure), 15 – 30 % Omega-6-Fettsäuren (Linolsäure), 5 – 14 % Omega-3-Fettsäuren (alpha-Linolensäure)
Geschmack	Nussig-saatig
Farbe	Bernstein- bis honigfarbig
Verwendung	Raffiniertes Rapsöl ist zum Braten und Frittieren geeignet. Kaltgepresstes Rapsöl kann bei niedrigen Temperaturen erhitzt werden. Passt zu frischen Salaten, Kartoffelsalat, gedämpftem Gemüse.

Rapsöl ist wegen des hohen Anteils an Ölsäure und des sehr guten Verhältnisses zwischen der Omega-6-Fettsäure Linolsäure und der Omega-3-Fettsäure alpha-Linolensäure von 2 zu 1 besonders empfehlenswert. Außerdem liefert es von allen üblichen Speiseölen die geringste Menge gesättigter Fettsäuren. Der Gehalt an biologisch aktivem Vitamin E liegt bei circa 20 Milligramm pro 100 Gramm.

In den Samen der bis zu 10 Zentimeter langen Rapsschoten stecken 40 bis 50 Prozent Öl. Es kommt sowohl kaltgepresst als auch raffiniert in den Handel. Da es preisgünstig und vielseitig verwendbar ist, wird es in der Lebensmittelindustrie häufig eingesetzt, unter anderem für Margarinen und Mayonnaisen.

Geschmackliche Qualität

Das nussig-saatige Rapsöl kann mitunter auch schwache holzige und strohige Noten haben. Stichige, modrige oder ranzige Noten sind hingegen Anzeichen für Fehler bei der Lagerung der Samen oder bei der Herstellung.

Rapsöl sollten Sie kühl und dunkel lagern. Angebrochenes raffiniertes Rapsöl ist innerhalb weniger Monate, natives innerhalb weniger Wochen aufzubrauchen.

Rapsöl in der Küche

Raffiniertes Rapsöl ist ein Allround-Öl, weil geschmacksneutral und erhitzbar. Es sollte aber nicht zu lange und zu hoch erhitzt werden, da es oxidationsanfällig ist. Sie können es auch mit einem aromastarken Öl wie Walnussöl mischen, wenn Sie dessen Geschmack etwa in einem Salatdressing abmildern wollen.

Kaltgepresstes Rapsöl passt mit seinem Aroma zu Salaten und ist zum Dünsten oder Aromatisieren vieler heimischer Gemüse wie Möhren, Spargel oder Kohlrabi geeignet.

Erucasäure ist kaum drin

Frühere Rapssorten waren reich an Erucasäure. Das ist eine einfach ungesättigte Fettsäure mit 22 Kohlenstoffatomen. Sie steht im Verdacht, gesundheitsschädlich zu sein, weil sie in Tierversuchen zu krankhaften Veränderungen des Herzmuskels, zu Herzverfettung und Wachstumsverzögerungen führte. Ob das beim Menschen so ist, ist nicht bekannt.

Heute werden hauptsächlich erucasäurearme Rapssorten für die Ölgewinnung angebaut. Der Erucasäuregehalt dieser sogenannten 0-Sorten liegt unter 0,5 Prozent. Daher stellt Erucasäure bei handelsüblichem Rapsöl kein Problem dar, auch nicht für die Säuglingsernährung.

Auch Glucosinolate – Scharfstoffe, die auch in Senf stecken – wurden weitgehend aus Raps rausgezüchtet. Daher heißen moderne Rapssorten auch „Doppelnull"- oder „00"-Sorten.

In Kanada wird Canola-Öl verkauft, das hiesigem Rapsöl weitgehend entspricht. Es gibt auch neuere Züchtungen, darunter gentechnisch veränderter Laurin-Raps oder High-Oleic-Sorten, die wegen hoher Ölsäuregehalte hitzestabiler sind und häufig zum Frittieren verwendet werden.

Sesamöl

Die fettreichen Samen der aus Indien stammenden Sesampflanze liefern das in der asiatischen und orientalischen Küche beliebte Öl.

STECKBRIEF

Zusammensetzung	13 % gesättigte Fettsäuren, 34 – 43 % einfach ungesättigte Fettsäuren (Ölsäure), 37 – 45 % Omega-6-Fettsäuren (Linolsäure), 1 % Omega-3-Fettsäuren (alpha-Linolensäure)
Geschmack	Raffiniertes Sesamöl ist nahezu geschmacksneutral. Kaltgepresstes Öl ist angenehm nussig und schmeckt deutlich nach Sesam. Kaltgepresstes, geröstetes Öl ist sehr intensiv mit ausgeprägten röstigen Noten.
Farbe	Je nach Art blassgelb bis braun
Verwendung	Raffiniertes Sesamöl ist zum Braten geeignet. Kaltgepresstes Öl nicht erhitzen. Passt zu kalten und warmen Gerichten der asiatischen Küche.

Das Fettsäurenprofil von Sesamöl ist nicht so günstig, weil das Verhältnis von Omega-6- zu Omega-3-Fettsäuren recht hoch ist. Der Anteil der einfach gesättigten Fettsäure Ölsäure ist durchschnittlich, der von gesättigten Fettsäuren auch. Positiv ist jedoch der hohe Gehalt des antioxidativen Stoffs Sesamol, der als Radikalfänger wirkt, ebenso wie Vitamin E, dessen Gehalt zwischen 20 und 50 Milligramm pro 100 Gramm liegt. Die Phytosterine sind mit bis zu 450 Milligramm pro 100 Gramm auch gut vertreten.

Sesampflanzen tragen weiße bis weinrote Blüten, aus denen sich 2 bis

3 Zentimeter lange Kapseln entwickeln. Diese enthalten kleine weiße, braune oder schwarze Samen, die Leinsamen ähneln. Diese Sesamsamen bestehen zur Hälfte aus Fett. Das Öl wird sowohl aus ungerösteten als auch aus gerösteten Samen gewonnen. Im Verkauf sind bei uns drei Sorten: raffiniertes Sesamöl, natives Sesamöl und mancherorts auch geröstetes Sesamöl.

Geschmackliche Qualität

Raffiniertes Sesamöl ist nahezu geschmacksneutral. Das hellgelbe kaltgepresste Sesamöl schmeckt angenehm nussig und deutlich nach Sesam. Schalige, holzige oder bittere Noten können auch auftreten. Kaltgepresstes, geröstetes Sesamöl hat eine kräftig braune Farbe, ist sehr intensiv im Geschmack und wird auch als Würzöl verwendet. Es weist ausgeprägt röstige Noten auf, die an Angebranntes erinnern können.

Sesamöl ist ein sehr haltbares Speiseöl. Mitunter setzt die Industrie es anderen Speiseölen zu, um diese haltbarer zu machen. Eine geöffnete Flasche lagern Sie am besten kühl und dunkel und verbrauchen das Öl innerhalb von wenigen Monaten.

Sesamöl in der Küche

Raffiniertes Sesamöl können Sie hoch erhitzen. Die chinesische und orientalische Küche nutzt Sesamöl zum Braten und zum Aromatisieren. Es gibt Wok- und Reisgerichten einen unverwechselbaren Geschmack, aber etwa auch Hummus und Süßspeisen. Sesamöl wird traditionell für die Zubereitung von Tempura genutzt, einer japanischen Speise, bei der Fisch, Pilze, Gemüse oder Sprossen in einen leichten Teig getaucht und anschließend frittiert werden.

Kaltgepresstes Sesamöl sollten Sie nicht erhitzen. Kaltgepresstes, nicht geröstetes Sesamöl gibt gedünstetem Gemüse ein angenehmes, zart nussiges Aroma. Auch für ein Dressing zu Salaten mit asiatischen Zutaten wie Glasnudeln oder Koriander können Sie es gut einsetzen. Das geröstete Sesamöl dient vor allem zum Würzen.

Sesamöl im Ayurveda

Im Ayurveda ist Sesamöl das bevorzugte Öl für Massagen, Stirnölgüsse und Ölziehkuren. Dafür wird häufig „gereiftes“ Sesamöl verwendet, das auf über 100 Grad Celsius erhitzt und anschließend auf Körpertemperatur abgekühlt wird.

Sojaöl

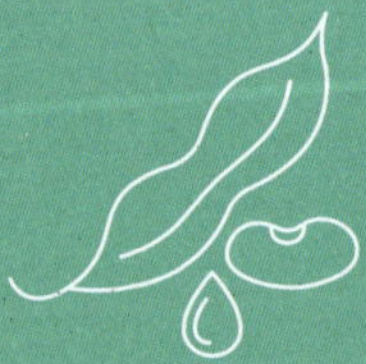

Das aus der in Ostasien beheimateten Sojabohne gewonnene Allround-Öl ist eines der wichtigsten Pflanzenöle weltweit.

STECKBRIEF

Zusammensetzung	Bis zu 20 % gesättigte Fettsäuren, 17 – 30 % einfach ungesättigte Fettsäuren (Ölsäure), 48 – 59 % Omega-6-Fettsäuren (Linolsäure), 5 – 11 % Omega-3-Fettsäuren (alpha-Linolensäure)
Geschmack	Raffiniertes Sojaöl ist geschmacksneutral. Kaltgepresstes Sojaöl hat einen sehr milden Geschmack, der ein wenig an grüne Erbsen erinnert.
Farbe	Blassgelb
Verwendung	Raffiniertes Sojaöl kann zum Braten und Frittieren verwendet werden. Natives Sojaöl nicht erhitzen. Passt zu Salaten, asiatischen Gerichten und Fisch.

Die ursprünglich aus Ostasien stammende Sojabohne ist nicht nur als Proteinquelle, sondern auch als Ölquelle weltweit bedeutend. Sie ist heute zusammen mit der Ölpalme die wichtigste ölliefernde Pflanze. Klimatische Bedingungen beeinflussen stark den Öl- und Proteingehalt der Sojabohne. Aus diesem Grund wird Soja nur in geringem Umfang in einigen europäischen Ländern wie Italien, Serbien und Frankreich angebaut. Die beiden weltweit bedeutendsten Anbau- und Exportländer von Soja sind heutzutage Brasilien und die USA.

Die Sojabohnensamen bestehen nur zu etwa einem Fünftel aus Fett. Das daraus gewonnene Sojaöl ist sehr reich an der mehrfach ungesättigten Omega-6-Fettsäure Linolsäure. Auch der Gehalt an der Omega-3-Fettsäure alpha-Linolensäure ist recht hoch, doch im Verhältnis zur Linolsäure nicht so gut wie etwa bei Rapsöl.

Durch neuere Züchtungen gibt es auch Sorten von Sojabohnen mit verändertem Fettsäurenprofil, etwa einem geringeren Gehalt an gesättigten Fettsäuren.

Der Vitamin-E-Gehalt von Sojaöl ist mit unter 20 Milligramm pro 100 Gramm nicht besonders hoch. Der Phytosteringehalt beträgt 180 bis 450 Milligramm pro 100 Gramm.

Geschmackliche Qualität

Natives Sojaöl hat einen milden Geschmack, der etwas an Erbsen erinnert. Bei fehlerhafter Lagerung und Herstellung kann es zu Reaktionen kommen, die ein grünes und saatiges Fehlaroma verursachen.

Durch den hohen Gehalt an mehrfach ungesättigten Fettsäuren ist Sojaöl sehr empfindlich gegenüber Oxidation. Um das Ranzigwerden hinauszuzögern, sollten Sie natives Sojaöl nach dem Öffnen des Behältnisses im Kühlschrank aufbewahren und schnell aufbrauchen.

Sojaöl in der Küche

Sojaöl ist in den USA und in vielen asiatischen Ländern als Allround-Öl im Einsatz. Natives Sojaöl eignet sich für die kalte Küche und zum Dünsten. Raffiniertes Sojaöl lässt sich darüber hinaus zum Braten und Frittieren nutzen.

Da es ein zurückhaltendes Aroma hat, passt es auch zu Gemüse, das selbst eher einen dezenten Eigengeschmack hat. So schmecken etwa gedämpfte Zuckerschoten oder frisch zubereitetes gemischtes Gemüse intensiver, wenn sie vor dem Servieren mit einigen Tropfen Sojaöl getoppt werden. Der unaufdringliche Geschmack von Sojaöl unterstützt etwa auch das Aroma von asiatischen Speisen mit kräftigen Soja- oder Fischsaucen. In Salatdressings harmoniert es gut mit fruchtigen Essigsorten.

Weltweit setzt die Lebensmittelindustrie Sojaöl ein, häufig zur Produktion von Margarinen, Back- und Bratfetten, Mayonnaisen, veganem Käse und als Bestandteil vieler Fertigprodukte.

Sonnenblumenöl

Das milde und vielseitige Öl wird aus den Samen der Sonnenblumen gewonnen, den Sonnenblumenkernen, die 50 Prozent Fett enthalten.

STECKBRIEF

Zusammensetzung	Circa 8 % gesättigte Fettsäuren, 14–40 % einfach ungesättigte Fettsäuren (Ölsäure), 48–75 % Omega-6-Fettsäuren (Linolsäure), bis 0,3 % Omega-3-Fettsäuren (alpha-Linolensäure)
Geschmack	Raffiniertes Sonnenblumenöl ist geschmacksneutral. Kaltgepresstes Sonnenblumenöl hat ein kernig-fruchtiges, nussiges Aroma und eventuell leicht bittere Geschmackskomponenten.
Farbe	Hellgelb
Verwendung	Raffiniertes Öl kann zum Braten und Frittieren genutzt werden. Natives Öl nicht erhitzen. Passt zu zarten Salaten und Rohkostgerichten.

In Sonnenblumenöl dominiert die Linolsäure, gefolgt von der Ölsäure. Alpha-Linolensäure ist nur wenig enthalten. Das Verhältnis von Omega-6-Fettsäuren zu Omega-3-Fettsäuren liegt bei rund 100 zu 1 und ist nicht günstig. Im Angebot sind aber auch Öle aus Neuzüchtungen, bei denen das Fettsäurenprofil besser ist und dem von Olivenöl ähnelt: Der Ölsäuregehalt ist mit 70 Prozent (mittelölsäurereiche Sorten) oder sogar 75 bis 90 Prozent (hochölsäurereiche Sorten, High-Oleic-Sonnenblumenöl) erhöht, der Linolsäuregehalt ist entsprechend geringer.

Sonnenblumenöle haben einen relativ hohen Gehalt an Vitamin E (45 bis 150 Milligramm pro 100 Gramm), wobei der Gehalt bei den ölsäurereichen Sorten im Schnitt etwas höher ist. Phytosterine finden sich in einer Menge von 240 bis 500 Milligramm pro 100 Gramm.

Raffiniertes Sonnenblumenöl ist fast farblos und geschmacklich neutral. Natives Sonnenblumenöl macht nur einen kleinen Teil der Produktion aus und wird vor allem über den Biohandel vertrieben.

Geschmackliche Qualität

Kaltgepresstes Sonnenblumenöl aus geschälten Kernen schmeckt und riecht mild sonnenblumenartig, nussig und manchmal fruchtig. Öl aus ungeschälten Kernen ist kräftiger und kann holzige und bittere Komponenten haben. Schalig-modrige, holzige oder verbrannte Geruchs- und Geschmacksaromen können bei nativen Ölen vorkommen. Sie sind ein Hinweis dafür, dass die Sonnenblumenkerne unsachgemäß verarbeitet wurden.

Sonnenblumenöl sollten Sie kühl und dunkel lagern und natives Sonnenblumenöl innerhalb weniger Wochen aufbrauchen. Die Öle aus neuen Züchtungen sind länger haltbar.

Sonnenblumenöl in der Küche

Herkömmliches raffiniertes Sonnenblumenöl sollten Sie aufgrund des hohen Linolsäuregehalts nur schwach erhitzen. Im Vergleich zu raffiniertem Rapsöl spritzt es beim Braten mehr und bildet schneller Abbauprodukte. Die High-Oleic-Öle haben bessere Brateigenschaften und werden häufig zum Frittieren verwendet.

Kaltgepresstes Sonnenblumenöl passt zum Beispiel zu Salatdressings und Dips aus Frischkäse oder Quark.

Besonderheiten

Sonnenblumenöl enthält Wachse aus der Samenschale, die im Kühlschrank erstarren und das Öl trüben können. Deshalb werden viele Öle „winterisiert“: Durch gezieltes Abkühlen kristallisieren die Wachse aus und werden anschließend herausgefiltert. So bleibt das Öl auch bei Kälte klar.

Neben Raps- und Olivenöl gehört Sonnenblumenöl zu den drei beliebtesten Ölen in Deutschland und befindet sich mit 56,2 Millionen Litern auf Platz 2 der am meisten eingekauften Speiseöle deutscher Haushalte.

Traubenkernöl

Das Öl aus den Kernen der Weintrauben ist ein Nebenprodukt der Weinherstellung – und es schmeckt auch so.

STECKBRIEF

Zusammensetzung	Bis zu 18 % gesättigte Fettsäuren, 12–28 % einfach ungesättigte Fettsäuren (Ölsäure), 58–78 % Omega-6-Fettsäuren (Linolsäure), bis zu 1 % Omega-3-Fettsäuren (alpha-Linolensäure)
Geschmack	Weinig und fruchtig, an Rosinen erinnernd
Farbe	Helles Goldgelb
Verwendung	Zum Braten bis maximal 180 Grad Celsius geeignet. Passt zu kalter Küche, Salaten mit Fisch oder Geflügel.

Traubenkernöl zeichnet sich durch einen hohen Gehalt an Linolsäure und Ölsäure aus. Sein Gehalt an gesättigten Fettsäuren ist relativ niedrig, die Omega-3-Fettsäuren kommen nur in Spuren vor. Das Fettsäurenprofil von Traubenkernöl ist ernährungsphysiologisch also nicht besonders empfehlenswert; es ähnelt dem von herkömmlichem Sonnenblumenöl. Natives Traubenkernöl liefert im Schnitt etwa 32 Milligramm Vitamin E pro 100 Gramm. Mit bis zu mehr als 1000 Milligramm pro 100 Gramm ist es reich an Phytosterinen.

Traubenkernöl ist ein Nebenprodukt der Wein- und Mostherstellung. Dabei fällt Traubentrester an, der aus Traubenschalen, Stielen und Traubenkernen besteht. Eine einzelne

Weinbeere enthält meist 2 bis 3 Kerne, die etwa 15 Prozent Öl enthalten. Um 1 Liter Traubenkernöl zu gewinnen, müssen etwa 10 bis 15 Kilogramm Traubenkerne gepresst werden, die aus etwa 100 Kilogramm Traubentrester stammen.

Im Angebot sind heute sowohl raffiniertes als auch natives, kaltgepresstes Traubenkernöl. Raffiniertes Traubenkernöl ist, ähnlich wie andere raffinierte Öle, fast farblos sowie geruchs- und geschmacksneutral. Es enthält weniger Vitamin E und Phytosterine. Eine Rarität ist das rote Traubenkernöl, das aus den Kernen roter Traubensorten gepresst wird.

Geschmackliche Qualität

Kaltgepresste Traubenkernöle sollten mild und fruchtig schmecken. Werden die Kerne nach der Weinherstellung nicht rasch getrocknet oder verbleiben Trübstoffe im Öl, die während der Pressung in das Öl übergehen, kann es nach Klebstoff, Essigsäure und Ethanol riechen und schmecken.

Natives Traubenkernöl ist schnell verderblich. Nach dem Öffnen sollten Sie es im Kühlschrank aufbewahren und innerhalb von wenigen Wochen verbrauchen.

Traubenkernöl in der Küche

Natives Traubenkernöl bereichert die kalte Küche geschmacklich. Sie können es aber auch zum Dünsten nutzen. Um die zarten Aromen des Traubenkernöls nicht zu überdecken, eignet sich für Salatdressings die Kombination mit milden Essigsorten wie zum Beispiel Weißweinessig.

Sie können auch mal Pesto-Rezepte mit frischen Kräutern wie Petersilie oder Salbei oder italienische Pasta-Gerichte, bei denen üblicherweise Olivenöl die Hauptrolle spielt, mit Traubenkernöl abwandeln.

Kaum phenolische Stoffe im Öl

Die Werbung für natives Traubenkernöl betont oft einen hohen Gehalt an phenolischen Verbindungen. Dabei geht es um die sogenannten oligomeren Pro(antho)cyanidine (OPC). Diesen antioxidativ wirkenden sekundären Pflanzenstoffen wird ein positiver Einfluss auf Krankheiten wie Krebs und Erkrankung der Herzkranzgefäße nachgesagt. Sie stecken tatsächlich in Traubenkernen und auch in Beeren, Äpfeln, Tee und Erdnüssen. Sie verbleiben bei der Ölherstellung allerdings im Presskuchen. Im Öl sind sie daher kaum enthalten.

Walnussöl

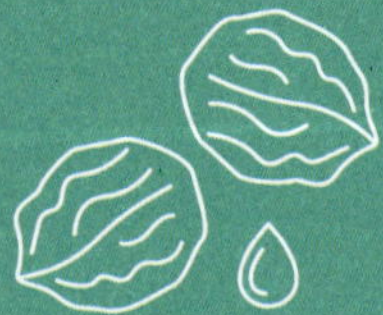

Walnusskerne enthalten 60 Prozent Öl. Sie liefern ein intensiv schmeckendes Speiseöl, das von Gourmets geschätzt wird und gesundheitlich wertvoll ist.

STECKBRIEF

Zusammensetzung	Unter 10 % gesättigte Fettsäuren, 12–21 % einfach ungesättigte Fettsäuren (Ölsäure), 54–65 % Omega-6-Fettsäuren (Linolsäure), 9–15 % Omega-3-Fettsäuren (alpha-Linolensäure)
Geschmack	Nussig, fruchtig, würzig
Farbe	Hellgelb bis grünlichgelb
Verwendung	Sollte nicht erhitzt werden. Passt zu Salaten, fruchtigen Essigen, Quark, Käse und Obstsalaten.

Walnussöl ist ernährungsphysiologisch sehr wertvoll. Denn es hat einen hohen Anteil an Omega-3-Fettsäuren und das Verhältnis von Omega-6-Fettsäuren zu Omega-3-Fettsäuren ist mit 4 zu 1 günstig. Bereits 1 Esslöffel Walnussöl liefert so viel von den beiden essenziellen Fettsäuren Linolsäure und alpha-Linolensäure, wie die DGE insgesamt pro Tag für Erwachsene empfiehlt. Der Vitamin-E-Gehalt ist auch gut, er liegt zwischen 32 und 56 Milligramm pro 100 Gramm Walnussöl. Pro Esslöffel sind das etwa 4 bis 7 Milligramm Vitamin E, was mindestens der Hälfte der empfohlenen täglichen Zufuhr in Höhe von 8 Milligramm entspricht.

Um 1 Liter Walnussöl herzustellen, sind nur etwa 2 bis 4 Kilogramm Walnüsse nötig. Denn die Walnusskerne bestehen zu mehr als der Hälfte – zu 60 Prozent – aus Öl. Die Haupterzeuger- und -exportländer von Walnüssen sind China, die USA (Kalifornien) und Chile. Aber auch in Europa werden Walnussbäume angebaut, vor allem in Frankreich.

Im Handel ist hierzulande in erster Linie kaltgepresstes Walnussöl zu finden, es gibt aber auch raffiniertes Walnussöl.

Geschmackliche Qualität

Natives Walnussöl sollte ein intensives nussiges Aroma haben. Auch fruchtige, holzige, grüne, buttrige, würzige und röstige Noten können vorkommen. Wenn die röstigen Noten aber zu stark sind, dann deutet das darauf hin, dass die Walnusskerne unsachgemäß geröstet wurden.

Walnussöl wird wegen des hohen Gehalts an ungesättigten Fettsäuren leicht ranzig. Sie sollten es kühl und dunkel, also am besten im Kühlschrank, aufbewahren und innerhalb von wenigen Wochen aufbrauchen.

Walnussöl in der Küche

Auch wegen des hohen Gehalts an mehrfach ungesättigten Fettsäuren sollte Walnussöl nicht erhitzt werden. Es eignet sich zum Aromatisieren von so unterschiedlichen Speisen wie gedünstetem Gemüse, milden Gemüsesuppen, Obstsalat und Dessertcremes sowie Vanilleeis. Das kräftige Nussaroma kommt auch im Dressing zu eher herb-würzigen Salaten wie Feldsalat, Endivie und Rucola gut zur Geltung.

Dabei können oder sollten Sie Walnussöl sparsam dosieren – wenige Tropfen reichen oft schon. Wer das Aroma als zu stark empfindet, kann Walnussöl für ein Salatdressing mit einem neutralen Öl wie raffiniertem Rapsöl verlängern. Denn das aromastarke Walnussöl kann den Eigengeschmack anderer Zutaten leicht überdecken und den Geschmack von Speisen schnell dominieren.

Vorsicht bei Allergie

Walnüsse enthalten Proteine, die allergische Reaktionen auslösen können. Menschen mit einer Nussallergie sollten lieber auf Walnussöl verzichten. Vor allem kaltgepresstes Walnussöl kann noch allergieauslösende Proteine enthalten. Auch in raffiniertem Walnussöl können noch Spuren davon enthalten sein.

Weizenkeimöl

Weizenkeimöl ist ein Nebenprodukt der Mehlherstellung und für seinen besonders hohen Gehalt an Vitamin E bekannt.

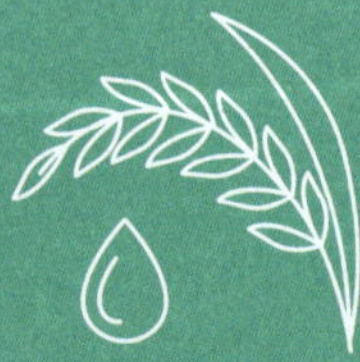

STECKBRIEF

Zusammensetzung	Bis zu 20 % gesättigte Fettsäuren, 13 – 21 % einfach ungesättigte Fettsäuren (Ölsäure), 55 – 60 % Omega-6-Fettsäuren (Linolsäure), 4 – 10 % Omega-3-Fettsäuren (alpha-Linolensäure)
Geschmack	Nussig mit deutlichem Getreidearoma
Farbe	Raffiniertes Weizenkeimöl ist sehr hell, natives kräftig goldgelb.
Verwendung	Das Öl nicht erhitzen. Passt zum Beispiel zu Salaten, Dips und Rohkost.

Natives Weizenkeimöl hat den höchsten Vitamin-E-Gehalt von allen Speiseölen. Es enthält bis zu 280 Milligramm pro 100 Gramm. Das entspricht bis zu 33 Milligramm pro Esslöffel. Raffiniertes Weizenkeimöl enthält zwar weniger Vitamin E, aber immer noch viel – im Schnitt um die 170 Milligramm (21 Milligramm pro Esslöffel). Damit liefert bereits 1 Esslöffel raffiniertes Weizenkeimöl mehr als das Zweieinhalbfache der empfohlenen Vitamin-E-Zufuhr von 8 Milligramm pro Tag für erwachsene Menschen.

Das Fettsäurenprofil von Weizenkeimöl ist nicht so gut wie bei manch anderem Speiseöl, denn der Anteil gesättigter Fettsäuren ist hoch und das Verhältnis von Omega-6-Fettsäuren zu Omega-3-Fettsäuren auch nicht optimal. Daher ist ein häufiger Verzehr von Weizenkeimöl zulasten von Omega-3-Fettsäure-reichen Speiseölen ernährungsphysiologisch nachteilig.

Wie der Name sagt, wird Weizenkeimöl aus den Keimlingen der Weizenkörner gewonnen. Die winzigen nährstoffreichen Keimlinge fallen als Nebenprodukt bei der Mehlherstellung an. Sie machen nur einen kleinen Bruchteil des Gewichts eines Weizenkorns aus. Gleichzeitig enthalten die Weizenkeime nur etwa 10 Prozent Öl – das ist im Vergleich zu Ölsaaten wie Rapssamen oder Sonnenblumenkernen recht wenig. Deshalb sind große Mengen an Getreide nötig, um 1 Liter Öl zu gewinnen: 10 000 Kilogramm Weizen ergeben lediglich 20 bis 30 Kilogramm Weizenkeimöl. Das erklärt den relativ hohen Preis dieses Speiseöls.

Neben goldgelben nativen Weizenkeimölen werden im Handel manchmal auch sehr helle raffinierte Weizenkeimöle angeboten.

Geschmackliche Qualität

Natives Weizenkeimöl sollte nussig und deutlich nach Getreide schmecken. Ranzige oder bittere Fehlaromen deuten darauf hin, dass die Keimlinge nicht korrekt verarbeitet wurden.

Wegen des Gehalts an mehrfach ungesättigten Fettsäuren verdirbt Weizenkeimöl leicht. Kühl, dunkel und gut verschlossen hält es sich etwa ein Jahr lang. Nach Anbruch sollten Sie das Öl im Kühlschrank aufbewahren und innerhalb von wenigen Wochen verbrauchen. Raffinierte Weizenkeimöle sind ziemlich geschmacksneutral und stabiler.

Weizenkeimöl in der Küche

Natives Weizenkeimöl sollte nicht erhitzt werden. Der Grund dafür ist zum einen der sehr niedrige Rauchpunkt von Weizenkeimöl, und zum anderen zerstören hohe Temperaturen etwa beim Braten oder Frittieren das enthaltene Vitamin E. Sie können dieses Öl aber sehr gut zum Aromatisieren von warmen Gerichten einsetzen. So kann es zum Beispiel bei Pasta-, Bulgur- oder Grünkerngerichten das Getreidearoma verstärken und den Speisen einen interessanten Pfiff verleihen.

Aufgrund seines hohen Vitamin-E-Gehalts wird natives Weizenkeimöl häufig als Zutat für Smoothies empfohlen.

Streichfett – Butter oder Margarine?

Butter oder Margarine? Diese Frage stellt sich womöglich häufig am Frühstückstisch oder beim Kochen. Eines haben die beiden Streichfette gemeinsam: Sie bestehen zu vier Fünfteln, also zu rund 80 Prozent, aus Fett. Damit liefern sie etwa 750 Kilokalorien pro 100 Gramm beziehungsweise etwa 75 Kilokalorien pro Esslöffel. Wer auf die Kalorienbilanz achten möchte, sollte beide daher nur sparsam verwenden. Der Unterschied zwischen Butter und Margarine ist – neben dem Geschmack – die Zusammensetzung der Fettsäuren.

Butter ist das klassische Streichfett aus Milch

Butter besteht zum Großteil aus Milchfett. Sie entsteht aus dem Milchrahm durch das Abtrennen der Buttermilch. Unabhängig davon, ob es sich um Süßrahmbutter, Sauerrahmbutter oder mildgesäuerte Butter handelt, enthält Butter etwa 80 Prozent Fett. Deutsche Markenbutter enthält ungesalzen mindestens 82 Prozent Fett und höchstens 16 Prozent Wasser. Butter liefert vor allem gesättigte Fettsäuren, die in großen Mengen ungünstig auf den Cholesterinspiegel wirken können. Und Butter enthält selbst Cholesterin.

Übrigens: Noch fettreicher als Butter ist Butterschmalz. Um Butterschmalz herzustellen, wird Butter geschmolzen und ihr daraufhin das Wasser entzogen. So ist Butterschmalz wasserfrei, denn es enthält nahezu 100 Prozent reines Milchfett mit reichlich gesättigten Fettsäuren. Daher ist es auch ungekühlt lange haltbar und sehr hitzestabil. So ist Butterschmalz etwa zum Braten besser geeignet als Butter.

Margarine ist die pflanzliche Alternative

Margarine ist eine streichfähige Wasser-in-Öl-Emulsion: Industriell gehärtetes Pflanzenöl oder von Natur aus feste Fette wie Palmöl werden mit raffinierten Pflanzenölen vermischt. Durch die industrielle Fetthärtung entstehen aus den ungesättigten Fettsäuren gesättigte Fettsäuren, bei unvollständiger Härtung auch Transfettsäuren.

Gesättigte Fettsäuren, die pflanzlichen Lebensmitteln entstammen, sind nicht anders zu bewerten als jene von der Kuh in der Milch – auf molekularer Ebene ist eine gesättigte Fettsäure mit 18 Kohlenstoffatomen dasselbe, egal, ob sie durch Härtung aus Ölsäure des Pflanzenöls, in der Palmfrucht oder im tierischen Körper entstanden ist. Für unseren Körper ist die Herkunft der Fettsäuren unerheblich, sobald sie bei der Verdauung aus den Triglyceriden abgespalten sind. Allerdings enthält Margarine in der Regel geringere Gehalte an gesättigten Fettsäuren und höhere Gehalte an mehrfach ungesättigte Fettsäuren als Butter. Hinzu kommen oft Aroma- und andere Zusatzstoffe.

Pflanzenmargarine besteht laut lebensmittelrechtlicher Vorgaben zu mindestens 98 Prozent aus Pflanzenfetten, wobei der Gehalt an Linolsäure bei mindestens 15 Prozent liegen muss. Je nachdem, wie viel von welchem Fett oder Öl eine Margarine enthält, kann der Gehalt der verschiedenen Fettsäuren sehr unterschiedlich sein.

Ein Blick in die Zutatenliste verrät Ihnen, welche Zutaten eingesetzt wurden, und die Nährwerttabelle informiert bei Margarine über die Gehalte an gesättigten, einfach ungesättigten und mehrfach ungesättigten Fettsäuren. Bevorzugen Sie Margarine, die reich an ungesättigten Fettsäuren ist.

Nicht immer vegan

Trotz einer Bezeichnung wie „Pflanzenmargarine“ oder „Pflanzenstreichfett“ kann das Produkt tierische Zutaten enthalten. Denn die entsprechende EU-Verordnung toleriert bei Pflanzenmargarine bis zu 2 Prozent tierische Fette. Manche Hersteller verwenden zwar ausschließlich Pflanzenfett, setzen aber Joghurt oder Molkenprotein zu. Auch die enthaltenen Emulgatoren können tierischen Ursprungs sein, etwa vom Hühnereidotter stammen. Leider ist das nicht immer an der Zutatenliste erkennbar. Wer komplett auf tierische Zutaten verzichten möchte, muss daher als „vegan“ gekennzeichnete Produkte kaufen.

Mischstreichfett ist der Hybrid

Im Supermarktregal stehen inzwischen mehr Streichfette als nur Butter und Margarine. Manche Hersteller ersetzen einen Teil des Milchfettes in der Butter durch ein pflanzliches Öl wie Raps- oder Olivenöl. Dann handelt es sich um ein sogenanntes Mischstreichfett, das – im Gegensatz zu Butter – Zutaten wie Wasser, Joghurt, Milcheiweiß, Gelatine, Konservierungs- und andere Zusatzstoffe enthalten darf.

Der Fettgehalt und seine Zusammensetzung in Mischstreichfetten kann sehr unterschiedlich sein, sodass sich immer der Blick auf die genaue (häufig klein gedruckte) Bezeichnung sowie in die Zutatenliste und Nährwerttabelle lohnt.

Mittlerweile gibt es auch rein pflanzliche Streichfette, die teilweise in der für Butter typischen Blockform im Angebot sind. Sie dürfen allerdings nicht „Butter" heißen, weil der Name laut europäischem Lebensmittelrecht dem tierischen Produkt aus Milchfett vorbehalten ist. Wie sie ernährungsphysiologisch zu bewerten sind, hängt von ihren Zutaten ab. Beispielsweise sind Zutaten wie Rapsöl oder Olivenöl durch ihren hohen Anteil an ungesättigten Fettsäuren positiv, Kokos- oder Palmöl mit gesättigten Fettsäuren nachteilig.

VEGAN UND DOCH BEDENKLICH. Vegane Margarine und veganer Buttterersatz ist die Wahl für Menschen, die auf tierische Lebensmittel verzichten oder weniger davon essen möchten. Motive dafür können der Tier- oder Klimaschutz sein. In der Tat entstehen bei der Tierhaltung und der Herstellung von Milch- und Milchprodukten vergleichsweise viele klimaschädliche Treibhausgase. Allerdings ist zu bedenken, dass Rohstoffe für die veganen Alternativen auch nicht per se unbedenklich sind: Ein unkontrollierter Anbau von Palmen für Kokos- und Palmöl kann zur Abholzung des Regenwaldes beitragen.

Werbung mit dem Fettgehalt – das sagt die Kennzeichnung

Für Lebensmittelhersteller gelten bestimmte Vorgaben, wenn sie mit Angaben wie „wenig Fett“ oder „fettarm“ auf den Verpackungen ihrer Produkte werben. Sie dürfen nur solche Angaben zu den Nährwerten ihres Produkts tätigen, die in der EU-Verordnung über nährwert- und gesundheitsbezogene Angaben definiert sind. Dort ist auch festgelegt, welche Anforderung an die Nährwerte das Produkt dann erfüllen muss. Angaben, die laut dieser Verordnung in der EU nicht ausdrücklich zugelassen sind, sind verboten. Das gilt beispielsweise für „cholesterinfrei“, „frei von Transfettsäuren“ oder „low carb“.

Die Tabelle ab Seite 154 zeigt, was die derzeit zugelassenen nährwertbezogenen Angaben zu Fett und Fettsäuren bedeuten.

Laut der EU-Verordnung sollten Lebensmittel eigentlich nur dann als „fettfrei“ beworben werden, wenn sie nicht gleichzeitig zu viel Zucker oder Salz enthalten. Allerdings fehlen bisher entsprechende Grenzwerte für Fett, Zucker und Salz. So kann ein Hersteller zum Beispiel einen Fruchtjoghurt als „fettarm“ anpreisen, auch wenn das Produkt gleichzeitig eine Zuckerbombe ist. Häufig gleichen Hersteller weniger Fett durch mehr Zucker aus oder umgekehrt. Auch können Hersteller fett- oder zuckerreiche Produkte mit Vitaminen anreichern und sie dadurch gesünder wirken lassen als sie tatsächlich sind.

Daher fordert beispielsweise die Verbraucherzentrale dringend Grenzwerte für Fett, Zucker und Salz – die sogenannten Nährwertprofile – vom Gesetzgeber ein, die solche Vorgehensweisen ausschließen und die nährwertbezogenen Angaben erst sinnvoll machen würden. Noch sind die Nährwertprofile in Arbeit. Daher lohnt sich für Sie auch oder gerade bei Produkten mit Hinweisen wie „fettfrei“ oder „reduziertem Fettgehalt“ ein Blick in die Nährwerttabelle: Wie viel Fett, Zucker, Salz und wie viele Kalorien enthält das Produkt tatsächlich?

„Fettarm“, „fettfrei“ und Co: Was steckt dahinter?

Angabe zum Fettgehalt	Das Lebensmittel enthält …
„fettarm“	… weniger als 3 Gramm Fett pro 100 Gramm oder
	… weniger als 1,5 Gramm Fett je 100 Milliliter bei flüssigen Lebensmitteln. Für teilentrahmte Milch gilt: 1,8 Gramm Fett je 100 Milliliter.
„fettfrei“ oder „ohne Fett“	… maximal 0,5 Gramm Fett pro 100 Gramm oder 100 Milliliter.
„Quelle von Omega-3-Fettsäuren“	… mindestens 0,3 Gramm alpha-Linolensäure oder
	… zusammen mindestens 40 Milligramm EPA und DHA, jeweils pro 100 Gramm und pro 100 Kilokalorien.
„mit einem hohen Gehalt an Omega-3-Fettsäuren“	… mindestens 0,6 Gramm alpha-Linolensäure oder
	… zusammen mindestens 80 Milligramm EPA und DHA, jeweils pro 100 Gramm und pro 100 Kilokalorien.
„mit einem hohen Gehalt an einfach ungesättigten Fettsäuren“	… mindestens 45 Prozent der enthaltenen Fettsäuren aus einfach ungesättigten Fettsäuren, und diese müssen mehr als 20 Prozent der Energie des Produkts liefern.
„mit einem hohen Gehalt an mehrfach ungesättigten Fettsäuren“	… mindestens 45 Prozent der enthaltenen Fettsäuren aus mehrfach ungesättigten Fettsäuren, und diese müssen mehr als 20 Prozent der Energie des Produkts liefern.

Angabe zum Fettgehalt	Das Lebensmittel enthält ...
„mit einem hohen Gehalt an ungesättigten Fettsäuren“	... mindestens 70 Prozent der enthaltenen Fettsäuren aus ungesättigten Fettsäuren, und diese müssen mehr als 20 Prozent der Energie des Produkts liefern.
„arm an gesättigten Fettsäuren“	... von gesättigten Fettsäuren und Transfettsäuren zusammen maximal 1,5 Gramm pro 100 Gramm (feste Lebensmittel) oder 0,75 Gramm pro 100 Milliliter (flüssige Lebensmittel), die dabei nicht mehr als 10 Prozent der Energie des Produkts liefern dürfen.
„frei von gesättigten Fettsäuren“	... von gesättigten Fettsäuren und Transfettsäuren zusammen maximal 0,1 Gramm pro 100 Gramm oder 100 Milliliter.
„reduzierter Anteil gesättigter Fettsäuren“	... von den gesättigten Fettsäuren und Transfettsäuren zusammen mindestens 30 Prozent weniger als vergleichbare Produkte. Dabei darf der Gehalt an Transfettsäuren nicht höher als in einem vergleichbaren Produkt sein.

Fischölkapseln und andere Nahrungsergänzungsmittel

Menschen, die keinen Fisch essen, können Nahrungsergänzungsmittel als alternative Quellen für die langkettigen Omega-3-Fettsäuren DHA und EPA nutzen. Neben dem pflanzlichen Mikroalgenöl (siehe Seite 160) gibt es Nahrungsergänzungsmittel mit Fischöl, Krillöl oder Lebertran sowie Calanusöl vom Ruderfußkrebs Calanus finmarchicus. Die meisten Nahrungsergänzungsmittel mit Omega-3-Fettsäuren sind Fischölkapseln. Es gibt aber auch Omega-3-Kapseln, die nur Pflanzenöle enthalten – damit liefern sie zwar alpha-Linolensäure, nicht jedoch DHA und EPA.

Die Dosierungen in den erhältlichen Produkten unterscheiden sich stark, da für Nahrungsergänzungsmittel keine rechtlich verbindlichen Höchstmengen für Omega-3-Fettsäuren gelten. Einige enthalten sogar so hohe Mengen wie Arzneimittel, ohne aber die für Arzneimittel üblichen Prüfungen zu Reinheit, Wirksamkeit oder Sicherheit vorweisen zu müssen. Auch müssen bei Nahrungsergänzungsmitteln, anders als bei Arzneimitteln, keine Neben- und Wechselwirkungen angegeben werden – obwohl sie möglich sind.

Leider ist auf einem Produkt lediglich der Gesamtgehalt an Omega-3-Fettsäuren pro Tagesdosis kennzeichnungspflichtig. Dabei muss nicht zwischen alpha-Linolensäure, EPA und DHA unterschieden werden. Das erschwert einen Vergleich und die Wahl geeigneter Produkte. Nur wenn das Produkt direkt mit „DHA" beworben wird, muss auch der DHA-Gehalt in der Nährwerttabelle stehen.

Da die mehrfach ungesättigten Fettsäuren wie Omega-3-Fettsäuren sehr schnell ranzig werden, enthalten die entsprechenden Nahrungsergänzungsmittel meist zusätzlich Vitamin E, das die Fettsäuren schützt.

Eine gute Nachricht: Obwohl fettreiche Fische in unterschiedlichem Maße Methylquecksilber und andere Schadstoffe enthalten, werden sie in Omega-3-Nahrungsergänzungsmitteln kaum nachgewiesen, da sie bei der Herstellung standardisierter Konzentrate entfernt werden.

ACHTEN SIE AUF DEN DHA-GEHALT. Für Hersteller von „Fischölkapseln" oder „Omega-3-Kapseln" ist die Angabe des DHA- und EPA-Gehalts freiwillig. Oft geben sie nur den Gesamtgehalt an Omega-3-Fettsäuren an. Doch die Gehalte im Einzelnen zu kennen ist wichtig, etwa um in der Schwangerschaft die empfohlenen 200 Milligramm DHA pro Tag einnehmen zu können. Deshalb sind Produkte mit angegebenem DHA-Gehalt zu bevorzugen.

Das Potenzial von Omega-3-Kapseln

Nahrungsergänzungsmittel können mehrere Omega-3-Fettsäuren in verschiedenen Formen enthalten, darunter natürliche Triglyceride, freie Fettsäuren, Phospholipide, synthetische Ethylester und wiederveresterte Triglyceride. Auch wenn der Körper sie in leicht unterschiedlichem Maß nutzen kann, erhöht die Einnahme aller Formen den DHA- und EPA-Spiegel im Blut.

Fischölkapseln und andere Nahrungsergänzungsmittel, die die langkettigen Omega-3-Fettsäuren EPA und DHA enthalten, werden häufig damit beworben, einen normalen Triglyceridspiegel im Blut und einen normalen Blutdruck zu erhalten oder zur normalen Herzfunktion beizutragen. Diese gesundheitsbezogenen Aussagen sind wissenschaftlich geprüft und erlaubt (siehe Tabelle auf Seite 158). Macht die Werbung daraus etwa Aussagen wie „schützt vor Herzinfarkt", dann ist das übertrieben – ein Nutzen über die normale Körperfunktion hinaus oder gar die Heilung von Krankheiten können Sie nicht erwarten. Omega-3-Fettsäure-haltige Nahrungsergänzungsmittel sind rechtlich gesehen Lebensmittel und nicht für die Behandlung von Krankheiten gedacht und geeignet. Das ist Arzneimitteln vorbehalten.

Früher waren Arzneimittel mit einer täglichen Dosis von 1 Gramm EPA und DHA bei Menschen nach einem Herzinfarkt zugelassen, um einen erneuten Vorfall zu verhindern. Das wird heute nicht mehr empfohlen. Denn die Europäische Arzneimittelzulassungsbehörde hat die Datenlage geprüft und kam im Jahr 2019 zu dem

DHA und EPA in der Werbung: Was ist erlaubt?

Fettsäure	Dosis pro Tag	Erlaubte Werbeaussage
DHA	250 Milligramm	… trägt zur Erhaltung einer normalen Gehirnfunktion bei … trägt zur Erhaltung normaler Sehkraft bei
	2 Gramm	… trägt zur Aufrechterhaltung eines normalen Triglyceridspiegels im Blut bei
DHA und EPA	2 Gramm	... tragen zur Aufrechterhaltung eines normalen Triglyceridspiegels im Blut bei
	3 Gramm	... tragen zur Aufrechterhaltung eines normalen Blutdrucks bei
EPA und DHA	250 Milligramm	… tragen zu einer normalen Herzfunktion bei
In Bezug auf die Gesundheit des Kindes sind folgende Aussagen zugelassen:		
DHA	100 Milligramm	… trägt zur normalen Entwicklung der Sehkraft bei Säuglingen bis zum Alter von zwölf Monaten bei
	200 Milligramm, Aufnahme durch die Mutter zusätzlich zur für Erwachsene empfohlenen Tagesdosis von 250 Milligramm DHA und EPA	… trägt zur normalen Entwicklung der Augen beim Fötus und beim gestillten Säugling bei … trägt zur normalen Entwicklung des Gehirns beim Fötus und beim gestillten Säugling bei

Schluss, dass diese Maßnahme nicht vor weiteren Herz-Kreislauf-Problemen schützt.

Wichtig bei Nahrungsergänzungsmitteln ist außerdem: Auch wenn bestimmte Werbeaussagen für Omega-3-Produkte erlaubt sind, heißt das nicht, dass ihr Konsum notwendig oder sinnvoll ist. In der Regel lässt sich eine ausreichende Nährstoffzufuhr über die üblichen Lebensmittel erreichen. Es ist sinnvoller, das gesundheitsfördernde Potenzial des Verzehrs von kleinen Portionen fetthaltigem Fisch sowie Nüssen und Speiseölen wie Rapsöl zu nutzen.

Abgesehen davon: Neben den Fettsäuren spielen zum Beispiel für normale Triglyceridspiegel im Blut auch ausreichend Bewegung, möglichst wenig Zucker und Alkohol sowie viele Ballaststoffe aus Haferflocken und anderen Vollkornprodukten, Gemüse und Obst wie dem Apfel eine Rolle.

Risiken und Nebenwirkungen

Etwaige akute Nebenwirkungen der Einnahme von Omega-3-Nahrungsergänzungsmitteln sind in der Regel gering. Dazu gehören ein unangenehmer Geschmack im Mund, Mundgeruch, Sodbrennen, Übelkeit, Magenbeschwerden, Durchfall, Kopfschmerzen und Schweißgeruch.

Laut EFSA sind Omega-3-Produkte mit einer täglichen Aufnahmemenge von bis zu 5 Gramm EPA und DHA (in Kombination) oder 1,8 Gramm EPA (einzeln) für Erwachsene gesundheitlich unbedenklich. Höhere Dosierungen können allerdings die Fließeigenschaften des Blutes verändern, die Blutungszeit verlängern und somit das Blutungsrisiko erhöhen. Auch ein erhöhter LDL-Cholesterinwert und bei Menschen mit Diabetes möglicherweise eine erschwerte Einstellung des Blutzuckerwertes können die Folge sein. Insbesondere bei schon bestehender Herzerkrankung oder bei Menschen mit erhöhtem Risiko scheint sich das Risiko für Vorhofflimmern, einer Herzrhythmusstörung, dosisabhängig zu erhöhen. Auch Wechselwirkungen mit Medikamenten – insbesondere Gerinnungshemmern wie ASS – sind möglich.

Nehmen Sie Medikamente ein? Sind bei Ihnen Risikofaktoren für eine Herzerkrankung bekannt oder sind Sie bereits erkrankt? Wenn ja, halten Sie unbedingt ärztliche Rücksprache, bevor Sie ein Omega-3-Fettsäure-haltiges Nahrungsergänzungsmittel über längere Zeit einnehmen.

EINNEHMEN ODER NICHT?

Wenn Sie Omega-3-Nahrungsergänzungsmittel einnehmen oder darüber nachdenken, lassen Sie am besten Ihren Omega-3-Index bestimmen (siehe Seite 70). Er zeigt, wie gut Ihr Körper mit EPA und DHA versorgt ist und ob eine Ergänzung überhaupt sinnvoll ist beziehungsweise wie sie wirkt.

Mikroalgenöl – pflanzliche DHA- und EPA-Quelle

Mikroalgenöl ist eine gute Quelle für die langkettigen Omega-3-Fettsäuren DHA und EPA. Es wird aus gezüchteten Mikroalgen wie Schizochytrium oder Ulkenia gewonnen – das sind Bakterien, die mit bloßem Auge nicht sichtbar sind.

Als einzige pflanzliche Quelle für die wichtigen langkettigen Fettsäuren ist Mikroalgenöl ideal für Menschen, die sich vegetarisch oder vegan ernähren. Auch Menschen, die aus sonstigen Gründen keinen Fisch essen, können Mikroalgenöl oder damit angereicherte Produkte wie Margarine als DHA- und EPA-Quelle nutzen.

Mikroalgenöl ist allerdings kein Speiseöl, sondern ein Nahrungsergänzungsmittel. Es ist in flüssiger Form oder als Kapsel erhältlich, meist online, über Reformhäuser oder Bioläden. Im Supermarkt oder in Drogerien ist es nur selten zu finden. Und teuer ist es: 100 Milliliter kosten zwischen 20 und 40 Euro. Denn die Herstellung ist arbeits-, energie- und wasseraufwendig, weil die Mikroalgen in speziellen Anlagen gezüchtet, anschließend entwässert, konzentriert und das Öl daraus gelöst und gereinigt werden muss.

Die DHA- und EPA-Gehalte in Mikroalgenöl können variieren. Die meisten Produkte enthalten Beimischungen von pflanzlichen Ölen wie Lein-, Sonnenblumen- oder Olivenöl. Ein Blick auf die Zutatenliste und die Menge der enthaltenen Fettsäuren lohnt sich also.

Auf dem Etikett muss auch eine Verzehrempfehlung stehen, die nicht überschritten werden sollte. Je nach Produkt und Zusammensetzung kann das zum Beispiel 1 Teelöffel sein oder 50 Tropfen oder 2 Kapseln. Als flüssiges Nahrungsergänzungsmittel können Sie die kleine Menge Öl einfach so einnehmen oder Speisen in der kalten Küche hinzugeben.

STATT FISCHÖL: Mikroalgenöl ist eine sinnvolle Nahrungsergänzung für Menschen, die keinen Fisch essen und dennoch ausreichend DHA und EPA aufnehmen möchten. Für alle anderen ist es nicht nötig. Algenöl enthält – wie Fischöl auch – teilweise beachtliche Mengen an Cholesterin.

Halten Sie sich an die empfohlene Verzehrmenge. Zu viel Mikroalgenöl beziehungsweise eine zu hohe Dosis langkettiger Omega-3-Fettsäuren kann Neben- und Wechselwirkungen haben, wie zuvor bereits beschrieben (siehe Seite 58).

Das empfindliche Mikroalgenöl gehört in den Kühlschrank. Am besten verbrauchen Sie es innerhalb von einem Monat und idealerweise noch vor Ablauf des Mindesthaltbarkeitsdatums, da viele Produkte frühzeitig ranzig werden können.

Gesund essen mit Fett und Fettsäuren

Menge und Qualität im Blick

Zur Erinnerung: Fette und bis auf zwei Ausnahmen die Fettsäuren sind für den Menschen keine zufuhressenziellen Nährstoffe. Rein physiologisch hat unser Körper also keinen Bedarf an Fett per se, sondern lediglich an den beiden essenziellen Fettsäuren alpha-Linolensäure und Linolsäure. Weil diese beiden Fettsäuren in Lebensmitteln Bestandteile von Fetten sind, sind wir auf Fette in der Ernährung angewiesen. Außerdem zeigen Beobachtungs- und Behandlungsstudien, dass eine zu hohe Fettzufuhr und die Zusammensetzung der darin enthaltenen Fettsäuren das Risiko für Erkrankungen etwa des Herz-Kreislauf-Systems beeinflussen können. Daher gibt es durchaus Orientierungswerte, wie viel Fett insgesamt und wie viel von welcher Art der Fettsäuren eine gesundheitsfördernde Ernährung liefern sollte.

Fettmenge – eine variable Größe

Da Fette im Vergleich zu Proteinen oder Kohlenhydraten mehr als doppelt so viel Energie pro Gramm liefern, bestimmen sie stark, wie kalorienreich eine Mahlzeit ist. Wer viele fettreiche und damit kaloriendichte Lebensmittel isst, nimmt also unter Umständen schnell mehr Kalorien auf, als der Körper verbraucht. Das kann langfristig zu Übergewicht führen. Wer bei einem hohen Fettanteil trotzdem nicht zu viele Kalorien aufnimmt, für den gilt das nicht. Allerdings kann es bei einem sehr großen Anteil der Kalorien aus Fett sein, dass fettarme, nährstoffdichte Lebensmittel wie zum Beispiel Gemüse und damit gesundheitsfördernde Pflanzeninhaltsstoffe, Ballaststoffe und lebensnotwendige Mikronährstoffe zu kurz kommen. Und für den LDL-Cholesterinwert und eine gesunde Bakterienvielfalt im Darm könnte es auch nicht so gut sein.

Empfohlen wird daher, dass nur ein bestimmter Anteil der täglichen Kalorienzufuhr aus Fett stammen sollte. Dieser Anteil wird in „Energieprozent" angegeben, also dem Anteil der gesamten Kalorien, der durch Fett gedeckt wird. Die DGE rät Jugendlichen

Nahrungsfette sind unterschiedlich gut verdaulich

Wie gut unser Körper Fette aus der Nahrung aufnehmen und verwerten kann, hängt von mehreren Faktoren ab:

- Art des Fettes: Je mehr gesättigte und langkettige Fettsäuren ein Fett enthält, desto fester ist es bei Raumtemperatur und desto schwieriger ist es für den Körper, es zu verdauen. Pflanzliche Öle mit überwiegend ungesättigten Fettsäuren sind daher meist leichter verdaulich als feste Fette wie Butter oder Schmalz.

- Verarbeitung der Lebensmittel: Wie das Fett im Lebensmittel verteilt ist, ist ebenfalls relevant für die Nährstoffaufnahme im Darm. Wenn es fein verteilt vorliegt, kann der Körper es leichter aufnehmen. Daher erhöhen Verarbeitungsschritte wie die Homogenisierung von Milch oder der Zusatz von Emulgatoren wie beispielsweise in Mayonnaise die Verfügbarkeit von Fett. Bei festen Lebensmitteln wie den Nüssen oder Samen wie Sonnenblumenkernen hängt sie auch davon ab, wie gründlich man kaut. Denn aus groben Stückchen oder ganzen Samen kann das Fett nicht freigesetzt werden.

- Zusammensetzung der Lebensmittel und von Mahlzeiten: Einige Inhaltsstoffe können die Fettaufnahme im Darm hemmen. Dazu gehören zum Beispiel bestimmte Mineralstoffe wie Calcium und Magnesium, die mit Fettsäuren schwer lösliche Verbindungen bilden. Phytosterine aus pflanzlichen Lebensmitteln können die Aufnahme von Cholesterin im Darm verringern.

und Erwachsenen, die leicht bis mittelschwer körperlich arbeiten, ihre Fettmenge auf maximal 30 Energieprozent zu begrenzen (siehe Tabelle auf Seite 166).

SO VIEL ENERGIE STECKT IN FETT: Eine Fettzufuhr von 30 Energieprozent entspricht zum Beispiel bei einer 50-jährigen Frau mit geringer körperlicher Aktivität, die täglich 1800 Kilokalorien verbraucht, rund 60 Gramm Fett. Diese Menge steckt ungefähr in 2 Scheiben Gouda (48 % F. i. Tr.), 1 Portion Joghurt (3,5 % Fett) und 2 Handvoll Walnüssen. Oder in 5 Esslöffeln Öl.

Bei Menschen, die sich körperlich viel bewegen, zum Beispiel, weil sie viel Sport treiben oder körperlich schwer arbeiten, kann der Fettanteil nach Angaben der DGE bis etwa 35 Energieprozent betragen. Das gilt auch für Schwangere und Stillende, weil ihr Kalorienbedarf erhöht ist. Bei Babys ist der Richtwert – abgeleitet vom Fettgehalt der Muttermilch – zunächst mit 45 bis 50 Energieprozent am höchsten; ab dem vierten Lebensmonat beträgt er dann noch 35 bis 45 Energieprozent. Bei Kleinkindern bis zum Alter von vier Jahren liegt der angemessene Fettanteil bei 30 bis 40 Energieprozent, dann bis zum Alter von 14 Jahren bei 30 bis 35 Energieprozent.

Internationale Fachgremien benennen für Erwachsene eine flexiblere Spanne. Sie erachten einen Anteil des Fetts an der Gesamtkalorienzufuhr von 20 bis 40 Prozent als angemessen. Weniger als 20 Energieprozent sind auf Dauer nicht empfehlenswert, weil dann unter Umständen die beiden essenziellen Fettsäuren fehlen könnten, auf deren Zufuhr der Körper angewiesen ist.

Schaut man in die Geschichte der Menschheit und zu verschiedenen Bevölkerungsgruppen, dann wird klar, dass der Mensch durchaus mit sehr unterschiedlichen Fettanteilen und Ernährungsweisen überleben kann. Bei traditionell vom Ackerbau lebenden Bevölkerungsgruppen stammt nur etwa ein Fünftel der Nahrungsenergie aus Fetten, also 20 Prozent der Gesamtkalorien. Jäger- und Sammlergesellschaften wie die Inuit oder auch Hirtenvölker wie die Massai beziehen bis zu 60 Prozent ihrer Kalorienzufuhr aus Fett.

Richtwert für die Fettzufuhr

Alter	**Richtwert für die Fettzufuhr*** in Prozent der Kalorienzufuhr	**Richtwert für die Energiezufuhr*** (Referenzperson mit geringer körperlicher Aktivität) in Kilokalorien pro Tag		**Fettzufuhr** in Gramm pro Tag	
		weiblich	**männlich**	**weiblich**	**männlich**
0 bis unter 4 Monate	45–50	500	550	25–28	28–31
4 bis unter 12 Monate	35–45	600	700	23–30	27–35
1 bis unter 4 Jahre	30–40	1 100	1 200	37–49	40–53
4 bis unter 7 Jahre	30–35	1 300	1 400	43–51	47–54
7 bis unter 10 Jahre	30–35	1 500	1 700	50–58	57–66
10 bis unter 13 Jahre	30–35	1 700	1 900	57–66	63–74
13 bis unter 15 Jahre	30–35	1 900	2 300	63–74	77–89
15 bis unter 19 Jahre	30**	2 000	2 600	67	87
19 bis unter 25 Jahre	30**	1 900	2 400	63	80
25 bis unter 51 Jahre	30**	1 800	2 300	60	77
51 bis unter 65 Jahre	30**	1 700	2 200	57	73
ab 65 Jahre	30**	1 700	2 100	57	70
Schwangere im 2. Trimester	30–35	Alterswert +250		Alterswert +8–10	
Schwangere im 3. Trimester	30–35	Alterswert +500		Alterswert +17–19	
Stillende	30–35	Alterswert +500		Alterswert +17–19	

* laut Deutscher Gesellschaft für Ernährung (DGE), ** bei hoher körperlicher Aktivität bis 35 Energieprozent

Fettqualität – ungesättigte Fettsäuren bevorzugen

Fett ist nicht gleich Fett – seine Wirkung hängt davon ab, welche Fettsäuren in welcher Menge damit in den Körper gelangen. Das heißt, die Fettqualität ist für die Gesundheit von entscheidender Bedeutung.

Als Richtschnur gelten laut DGE die in der Tabelle auf Seite 168 genannten Anteile für gesättigte, einfach ungesättigte und mehrfach ungesättigte Fettsäuren sowie Transfettsäuren. Übersetzt in Gramm-Angaben bedeutet das am Beispiel einer 50-jährigen Frau mit geringer körperlicher Aktivität, die täglich 1800 Kilokalorien verbraucht, Folgendes: Von den gesättigten Fettsäuren, die maximal ein Drittel des Fettes beziehungsweise 10 Prozent der Tageskalorien ausmachen sollten, sollte sie pro Tag höchstens 20 Gramm essen. Ein weiteres Drittel des Fettes beziehungsweise mindestens 10 Prozent der Gesamtkalorien sollten einfach ungesättigte Fettsäuren sein, das sind weitere 20 Gramm. Mindestens 7 Prozent mehrfach ungesättigte Fettsäuren entsprechen im genannten Beispiel in absoluter Menge mindestens 13 Gramm. Die Angabe zum empfehlenswerten Anteil mehrfach ungesättigter Fettsäuren schließt die beiden essenziellen Fettsäuren alpha-Linolensäure (siehe Seite 58) und Linolsäure (siehe Seite 72) ein.

Hintergrund der Zahlen ist, dass ein übermäßiger Verzehr von gesättigten Fettsäuren den Cholesterinspiegel im Blut und das Risiko für Fettstoffwechselstörungen und Herz-Kreislauf-Krankheiten erhöhen kann. Von daher empfehlen Fachgesellschaften im Sinne der Gesundheitsförderung, nicht so viel von den gesättigten Fettsäuren zu essen. Dazu zählt Palmitinsäure (siehe Seite 53), aber zum Beispiel auch Laurin- und Myristinsäure. Derzeit werden zu hohe Mengen an gesättigten Fettsäuren aus Wurst, Butter, Fleisch, Gebäck, Süßwaren, Chips und Ähnlichem verzehrt.

Neuere Einschätzungen sind offener

Die genannten offiziellen Referenzwerte für die Fett- und Fettsäurenzufuhr von der DGE stammen aus dem Jahr 2000. Die EFSA hat zuletzt im Jahr 2010 Referenzwerte abgeleitet. Dabei kam sie zu dem Schluss, dass

Richtschnur für den relativen Anteil und die absolute Menge von Fett und Fettsäuren

	Empfehlenswerter Anteil an der täglichen Kalorienzufuhr laut DGE in Energieprozent	**Absolute Menge** in Gramm pro Tag am Beispiel einer Kalorienzufuhr von 1 800 Kilokalorien pro Tag
Fett insgesamt	30	60
Gesättigte Fettsäuren	maximal 10	maximal 20
Einfach ungesättigte Fettsäuren	mindestens 10	mindestens 20
Mehrfach ungesättigte Fettsäuren	mindestens 7	mindestens 13
alpha-Linolensäure	0,5	1
Linolsäure	2,5	5
Transfettsäuren	< 1	< 2

die Aufnahme von gesättigten Fettsäuren und Transfettsäuren so gering wie möglich sein sollte. Für einfach ungesättigte Fettsäuren und mehrfach ungesättigte Fettsäuren insgesamt legte sie keine Werte fest, auch nicht für ein spezifisches Verhältnis von Omega-6- zu Omega-3-Fettsäuren. Für alpha-Linolensäure legte sie als angemessene Zufuhr 0,5 Energieprozent fest und für Linolsäure 4 Energieprozent.

Ein Muss: Die beiden essenziellen Fettsäuren

Die Zufuhr der beiden essenziellen Fettsäuren alpha-Linolensäure (siehe Seite 58) und Linolsäure (siehe Seite 72) gilt als lebensnotwendig. Wie viel von diesen Fettsäuren der Mensch braucht, um Mangelerscheinungen zu verhindern, haben Forschende schon im letzten Jahrhundert anhand von Tierstudien und Beobachtungsstudien an Menschen abgeleitet (siehe unten). Darauf basierend empfiehlt die DGE für Erwachsene 0,5 Prozent der Energiezufuhr aus alpha-Linolensäure und 2,5 Prozent der täglichen Energiezufuhr aus Linolsäure aufzunehmen. Dabei ist in beiden Fällen nur der Bedarf zur Aufrechterhaltung von Körperfunktionen berücksichtigt, weitere gesundheitsfördernden Aspekte sind noch nicht berücksichtigt.

Damit der Körper von alpha-Linolensäure und Linolsäure wirklich profitiert, muss er sie erst in die längerkettigen Formen umwandeln. Wie gut das funktioniert, hängt aber von vielen Faktoren ab – zum Beispiel vom Verhältnis von Omega-6- zu Omega-3-Fettsäuren oder auch von der individuellen Stoffwechselleistung, wie im dritten Kapitel dieses Ratgebers beschrieben (siehe ab Seite 50). Fachleute diskutieren deshalb, ob man für Empfehlungen zur Fettzufuhr besser von „Omega-6- bzw. Omega-3-Äquivalenten" sprechen sollte – also einem Maß, das berücksichtigt, wie stark die Fettsäuren im Körper tatsächlich wirken. Eine genaue Definition dafür gibt es aber bisher noch nicht.

Wichtig: Die Omega-3-Fettsäuren EPA und DHA

Wie Sie bereits gelesen haben, kann unser Körper die längerkettigen Omega-3-Fettsäuren EPA und DHA möglicherweise nicht immer ausreichend selbst herstellen (siehe Seite 61). Diese Fettsäuren sind jedoch sehr wichtig, weil sie unter anderem Herz und Kreislauf unterstützen und Entzündungen im Körper hemmen können.

Um Herz-Kreislauf-Erkrankungen vorzubeugen, wird empfohlen, im Wochendurchschnitt etwa 250 Milligramm EPA und DHA pro Tag zu sich zu nehmen, am besten über 1 bis 2 Fischmahlzeiten pro Woche. Bereits eine 100-Gramm-Portion Hering, was in etwa der Fischeinwaage einer handelsüblichen Konserve mit Heringsfilet in Sauce entspricht, kann das Zehnfache dieser Menge liefern.

Für Schwangere und Stillende ist die Aufnahme besonders wichtig, da DHA eine wichtige Rolle für die Entwicklung des Gehirns und der Augen des Babys spielt. Sie sollten im Wochendurchschnitt mindestens 200 Milligramm DHA pro Tag zu sich nehmen – entweder über fettreichen Fisch (siehe Seite 89) oder entsprechende Präparate (siehe Seite 156). Die

EFSA empfiehlt die 200 Milligramm DHA sogar zusätzlich zu den für Erwachsene empfohlenen 250 Milligramm EPA und DHA – dafür wären dann 3 bis 4 Fischmahlzeiten pro Woche nötig.

DHA FÜRS KIND EINNEHMEN: Schwangere und Stillende, die keinen oder nur selten Fisch essen, sollten DHA als Nahrungsergänzung einnehmen. Zu diesem Zweck gibt es Präparate aus Fischöl, Krillöl, Calanusöl oder aus Mikroalgen (siehe Seite 156). Dabei sind Produkte zu wählen, bei denen der DHA-Gehalt auch tatsächlich gekennzeichnet ist.

Symptome und Diagnose bei einem Mangel

So wichtig die essenziellen Fettsäuren alpha-Linolensäure oder Linolsäure auch sind – es ist schwierig zu definieren, ab wann ein echter Mangel vorliegt und welche Konsequenzen er hat. Aus Tierstudien aus den 1930er-Jahren ist bekannt, dass junge Nagetiere, die völlig ohne Fett ernährt wurden, nach etwa drei Monaten Hautprobleme, Störungen im Wasserhaushalt und Veränderungen an den Geschlechtsorganen bekamen und ohne Fett schließlich starben. Spätere Versuche mit heranwachsenden Tieren zeigten, dass nicht generell Fett, sondern bestimmte mehrfach ungesättigte Fettsäuren notwendig sind, um solche Mangelerscheinungen zu verhindern. Bei erwachsenen Tieren und beim Menschen lassen sich Symptome, die auf fehlende essenzielle Fettsäuren zurückzuführen sind, nicht so deutlich nachweisen.

So gibt es bis heute keine anerkannte Methode, um den tatsächlichen Bedarf des Menschen an den essenziellen Fettsäuren zu bestimmen – und damit keinen Ansatz, den Begriff des „Mangels“ genau zu definieren. Daher hat sich die Ernährungswissenschaft folgendermaßen angenähert:

Wie Sie wissen, sind die Omega-3-Fettsäure alpha-Linolensäure und die Omega-6-Fettsäure Linolsäure Ausgangsstoffe für bestimmte längerkettige Fettsäuren. Die dafür zuständigen Enzyme können aber auch vom Körper selbst gebildete Fettsäuren wie Ölsäure zu anderen längerkettigen Fettsäuren umbauen. Folglich verändert eine fehlende Zufuhr von alpha-Linolensäure und Linolsäure das Verhältnis der im Stoffwechsel gebildeten Fettsäuren – es werden vermehrt sogenannte Triene (Fettsäuren mit 3 Doppelbindungen) und weniger Tetraene (Fettsäuren mit 4 Doppelbindungen) gebildet. Auch die Flexibilität und die Durchlässigkeit der Membranen kann leiden, da vermehrt gesättigte und einfach ungesättigte Fettsäuren in Membranen eingebaut werden. Das gerade erwähnte Ungleichgewicht zwischen Trienen und Tetraenen stört dann auch die Bildung der Eicosanoide. Liefert die Ernährung ausreichend essenzielle Fettsäuren, liegt dieses Verhältnis von Trienen zu Tetraenen im Blut unter 0,4. Der Wert steigt jedoch an, wenn dem Körper die essenziellen Fettsäuren fehlen.

Als Symptome eines Mangels an Omega-3-Fettsäuren können Sehstörungen, Muskelschwäche, Zittern und Störungen des Tastsinns und des Körpergefühls auftreten. Ein Mangel an Omega-6-Fettsäuren kann sich durch trockene, schuppige Haut oder Ekzeme bemerkbar machen. Außerdem kann er die Leber belasten, die Blutbildung stören, das Immunsystem schwächen und die Wundheilung oder das Wachstum verlangsamen.

Im Allgemeinen kommen Symptome durch einen Mangel an essenziellen Fettsäuren aber kaum vor. Das liegt daran, dass das Körperfett eines normalgewichtigen, gut ernährten Erwachsenen große Mengen dieser Fettsäuren enthält – etwa 500 Gramm Linolsäure und 25 Gramm alpha-Linolensäure, die er mobilisieren kann. Ein Mangel an den langkettigen Omega-3- beziehungsweise Omega-6-Fettsäuren, speziell EPA und DHA sowie Arachidonsäure, kann bei Neugeborenen vorkommen. Beim gesunden Erwachsenen ist ein Mangel mit Funktionseinbußen nicht bekannt, da die genannten Fettsäuren mit der Nahrung zugeführt oder längerfristig – trotz der nicht sehr hohen Eigenproduktion – in genügender Menge im Körper selbst entstehen. Ein echter Mangel kann höchstens auftreten, wenn Fette über längere Zeit nicht richtig aufgenommen werden können, weil zum Beispiel die Fettverdauung bei einer Darmerkrankung gestört ist. Er kam früher auch in Einzelfällen vor, wenn Menschen künstlich ernährt wurden und dabei die Nährlösung keine Fette enthielt.

Cholesterin: Grenzwert gekippt, Maßhalten sinnvoll

Die DGE gab im Jahr 2000 einen Richtwert von maximal 300 Milligramm Cholesterin pro Tag für Erwachsene heraus. Belege dafür, dass die Cholesterinzufuhr das Risiko für koronare Herzkrankheiten und Schlaganfälle beeinflusst, sieht die DGE in ihrer Leitlinie aus dem Jahr 2015 nicht. Aber sie beschreibt ein erhöhtes Risiko für einen Anstieg des LDL-Cholesterinspiegels mit höherer Zufuhr. Internationale Fachgremien, unter anderem die EFSA, geben aufgrund der aktuelleren Datenlage, nach der die Cholesterinzufuhr nicht mit dem Risiko für Herz-Kreislauf-Krankheiten zusammenhängt, keine Grenzwerte für die tägliche Cholesterinzufuhr mehr an. Sie empfehlen aber generell, Cholesterin eher sparsam zu sich zu nehmen.

Wer sich ausgewogen ernährt (siehe ab Seite 180), muss sich in der Regel keine Sorgen um zu viel Cholesterin im Essen machen. Viel Gemüse, Obst, Vollkornprodukte und pflanzliche Fette etwa aus Nüssen bieten sogar zusätzliche Vorteile: Ungesättigte Fettsäuren senken den Gesamt- und den LDL-Cholesterinspiegel. Ballaststoffe, vor allem aus Vollkornprodukten, reduzieren auch das LDL-Cholesterin, und Phytosterine hemmen die Cholesterinaufnahme im Darm.

Fette Ernährungstrends und Diäten

Ob Low Fat oder Low Carb, besonders proteinreich oder ketogen – „extreme“ Ernährungsformen sind beliebt. Viele Menschen entscheiden sich dafür, um abzunehmen, die Gesundheit zu fördern oder Krankheiten positiv zu beeinflussen. Dabei steht bei manchen Konzepten die Fettzufuhr im Vordergrund. Stark fettreduzierte Diäten setzen auf einen geringen Energiegehalt, andere ganz gezielt auf eine sehr hohe Fettzufuhr als Hauptenergiequelle.

Viele Fachgesellschaften befürworten zur Gewichtsabnahme eine fettreduzierte, kohlenhydratbetonte Ernährung, bei der man so viel essen darf, wie man möchte, die Fettmenge aber auf etwa 60 Gramm pro Tag begrenzt. Das soll Kalorien sparen. Mit einem täglichen Energiedefizit von rund 500 Kilokalorien lässt sich damit ein durchschnittlicher Gewichtsverlust von 3 bis 4 Kilogramm in einem halben Jahr erzielen – je nach Ausgangsgewicht und vorherigem Fettkonsum mehr oder weniger. Langfristig erfolgreich sind Menschen mit dieser Low-Fat-Diät meist nicht, denn das Gewicht steigt wieder an. Da liegt die Frage nahe, ob es mit wenig Kohlenhydraten besser läuft.

Low Carb – viel Fett

Low-Carb-Diäten werden oft als Diäten zum Abnehmen beworben, die angeblich wirksamer und gesünder als herkömmliche Diäten sein sollen. Sogar Abnehmen ohne Kalorienzählen soll möglich sein, wenn man etwa auf Brot, Nudeln, Reis und Kartoffeln als Kohlenhydratquellen verzichtet. Aber auch Hülsenfrüchte, das meiste Obst, bestimmtes Gemüse und Milchprodukte sind limitiert (damit fehlen wichtige Elemente einer gesunden Ernährung). Stattdessen isst man mehr Fett oder Protein, sodass meist mehr Fleisch, Eier, Käse, Butter, Sahne und Öle auf dem Speiseplan stehen.

Die Idee dahinter: Durch weniger Kohlenhydrate soll der Körper weniger schnelle Energie zur Verfügung haben und weniger Insulin ausschütten. Dadurch wird mehr Fett aus den Fettdepots freigesetzt. Die Leber wandelt es in Fettsäuren und unter Umständen auch Ketonkörper um, um Glucose als Energiequelle zu ersetzen. Das kann zu einem höheren Kalorienverbrauch und Verlust an Fettmasse führen als eine fettarme Ernährung.

Ganz praktisch gesehen ist es aber auch so, dass das Weglassen kohlenhydratreicher Lebensmittel häufig dazu führt, dass Menschen insgesamt einfach weniger essen. So kann bei einer Low-Carb-Ernährung quasi automatisch ein Kaloriendefizit entstehen. Und klar ist: Wer – egal wie – über längere Zeit weniger Kalorien zu sich nimmt, als er verbraucht, nimmt ab. Ein Vorteil von Low-Carb-Diäten ist, dass man am Anfang oft schnell abnimmt. Die ersten 2 bis 3 Kilogramm bestehen dabei zwar in erster Linie aus Wasser, das an Kohlenhydratspeicher gebunden war, und nicht aus Fettmasse. Aber der „schnelle Erfolg" kann motivierend wirken.

Letztlich zeigen Übersichten über viele Studien jedoch: Low-Carb-Diäten sind langfristig nicht wirksamer oder gesünder als ausgewogene Diäten. Entscheidend für den Erfolg ist ein Kaloriendefizit – und die Herausforderung besteht darin, es einzuhalten. Damit steht nicht das Verhältnis von Fett und Kohlenhydraten im Vordergrund, sondern die Frage, wie gut sich eine Ernährungsweise im Alltag durchhalten lässt. Das hängt wiederum von individuellen Vorlieben und Gewohnheiten ab. Dementsprechend funktioniert nicht jede Diät für jeden Menschen – entscheidend ist, was langfristig realistisch ist.

VON „LOW CARB" spricht man im Allgemeinen, wenn weniger als 45 Prozent der Kalorien aus Kohlenhydraten kommen, statt üblicherweise über 50 Prozent. Das sind meist unter 200 Gramm Kohlenhydrate pro Tag.

Keto-Diät – extrem viel Fett

Wem eine Low-Carb-Diät nicht reicht, der findet eine Extremform davon in der ketogenen Ernährung: Sie erlaubt ganz viel Fett (60 bis 90 Energieprozent) und streng genommen kaum Kohlenhydrate (weniger als 50 Gramm pro Tag), damit der Körper vermehrt Ketonkörper bildet (siehe Seite 176).

„Keto-Coaches“ in sozialen Medien und Boulevardmagazine machen damit Schlagzeilen. Sie versprechen den schnellen Weg zum Traumgewicht, einen perfekt trainierten Körper oder gar Hilfe bei verschiedenen Krankheiten wie Krebs. Doch die Keto-Diät ist weder neu noch das simple Wundermittel, als das viele sie anpreisen.

Schnell wirksam

Erstmals eingesetzt wurde die ketogene Diät zu Beginn des letzten Jahrhunderts. Am Anfang stand die Beobachtung, dass Menschen mit Epilepsie während des Fastens weniger Anfälle bekamen. Heute ist die ketogene Diät nach definierten Standards und unter ärztlicher Begleitung eine Behandlungsoption bei Epilepsie bei Kindern und bei angeborenen Störungen im Glukosestoffwechsel. Die Idee dahinter ist, dass die ketogene Diät eine Ketose auslöst. Das ist ein Zustand, bei dem der Körper Ketonkörper produziert. Diese dienen dann statt Glukose als Brennstoff für das Gehirn. Sie stabilisieren die Aktivität der Nerven und reduzieren Krampfanfälle. So ahmt die Diät eine Hungersituation mit Glukosemangel, der Krampfanfälle begrenzt, nach.

Im Laufe der Zeit wurde die Diät auch zum Abnehmen und zur Förderung der Stoffwechselgesundheit „entdeckt“: Der Körper verbrennt schließlich Fett, das Körpergewicht sinkt. Als mögliche Vorteile gelten ein geringerer Appetit durch den Ketonkörper beta-Hydroxybutyrat und ein kurzfristig gesenkter Blutzucker- oder Triglyceridspiegel bei Menschen mit Typ-2-Diabetes. Einige Studien deuten an, dass eine ketogene Diät auch Migräneanfälle reduzieren oder etwa Alzheimer- und Parkinsonerkrankungen verbessern könnte – die wissenschaftliche Beweislage ist allerdings unklar. Die meisten Studien haben sich nur auf den kurzfristigen Einsatz konzentriert.

Langfristig riskant

Als dauerhafte Ernährung für gesunde Menschen eignet sich die Keto-Diät nicht. Nach dem Verlust der ersten Kilos wird es hart, die Diät einzuhalten. Denn die Wahrscheinlichkeit, dass man eine Diät vorzeitig abbricht, ist umso größer, je stärker man sich alltäglich beim Essen einschränken muss. Die ketogene Ernährung ist sehr eintönig, was die Lust aufs Essen verdirbt. Wenn man fast vollständig

Ketonkörper – Notfallenergie des Körpers

Bei längerem Fasten, ausgiebigem Sport oder bei sehr fettreicher, kohlenhydratarmer Ernährung sinken die körpereigenen Zuckerreserven. Der Insulinspiegel fällt ab, während gegenteilig wirkende Hormone wie Glukagon, Adrenalin und Cortisol überwiegen. Diese Lage aktiviert den Abbau von Fett im Fettgewebe: Triglyceride werden gespalten und Fettsäuren ins Blut abgegeben.

Vor allem Skelettmuskeln, aber auch die Leber, nutzen die Fettsäuren als Energiequelle. Einige Organe wie das Gehirn können Fettsäuren aber nicht direkt verwerten. Hier hilft die Leber weiter: Bei einem Überangebot an freien Fettsäuren produziert sie Ketonkörper (Acetoacetat, Aceton und beta-Hydroxybutyrat), die sie übers Blut anderen Geweben zur Verfügung stellt, die daraus Energie gewinnen können. So kann auch das Gehirn, das seine Energie üblicherweise aus der Glukose gewinnt, nach einigen Tagen der Anpassung Ketonkörper nutzen.

Nicht verwertete Ketonkörper häufen sich im Blut an und werden mit dem Urin ausgeschieden – das ist ein physiologischer Zustand, den man Ketose nennt. Der Ketonkörperspiegel steigt auch bei einem absoluten Insulinmangel beim Typ-1-Diabetes an. Bei Betroffenen kann der Anstieg so dramatisch sein, dass es zum sogenannten ketoazidotischen Koma kommt. Dabei und bei längerem Fasten ist ein typischer „Nagellackgeruch" in der Ausatemluft bemerkbar – Aceton tritt über die Ausatemluft aus.

auf Kohlenhydrate verzichtet, kann der Körper selbst bei viel Fett und Proteinen nicht genug Kalorien aufnehmen. Eine gute Versorgung mit allen Vitaminen und Mineralstoffen sowie Ballaststoffen ist herausfordernd, wenn Obst, Getreide und manche Gemüsesorten reduziert werden müssen. Außerdem enthalten sehr fettreiche Ernährungsformen oft viele tierische Produkte, was aus Gründen der Nachhaltigkeit ebenfalls kritisch ist. Eine ketogene Ernährung lässt sich nur gut umsetzen, wenn man sich gründlich damit beschäftigt. Sie kostet im Alltag oft viel Zeit und kann die Flexibilität einschränken – zum Beispiel beim Essen gehen oder auf Reisen.

Wer die Trenddiät nur mal kurz ausprobiert, muss nicht mit gravierenden Nebenwirkungen rechnen. Zu Beginn kann es durch Elektrolytverschiebungen und Wasserverlust zu grippeähnlichen Symptomen wie Müdigkeit, Schwäche, Kopfschmerzen, Muskelkrämpfen oder Schwindel kommen, auch „keto flu" genannt. Übelkeit und Durchfall oder Verstopfung sind ebenso kurzfristige Nebenwirkungen, die nach der Stoffwechselumstellung wieder verschwinden. Langfristige Nebenwirkungen sind bisher schlecht erforscht; es gibt Berichte über Nieren- und Gallensteine, Proteinmangel, Haarausfall und Calciummangel mit Knochenschäden. Untersuchungen an Mäusen zeigten als ungünstige Folgen einer gewichtssenkenden ketogenen Ernährung erhöhte Blutfettwerte, Fettleber und beeinträchtigte Blutzuckerregulation innerhalb weniger Tage.

Ob ketogene Ernährung die körperliche Leistung steigern kann oder anderweitige Vorteile für die Gesunderhaltung hat, ist aktuell nicht ausreichend erforscht. Auch Kenntnisse zum Einsatz bei verschiedenen Krankheiten wie Krebs und Diabetes sind unzureichend und Fachgesellschaften empfehlen sie nicht.

Keto-Produkte sind im Kommen

Mit der Bekanntheit der Keto-Diät wächst auch das Angebot an „Keto"-Produkten, etwa Keto-Mehl oder Keto-Schokolade. In deutschen Supermärkten oder Drogerien gibt es bisher nur wenige solcher Produkte, die ausdrücklich mit „Keto" beworben werden. Es gibt sie aber im Onlinehandel, wo das Sortiment zwar nicht so groß wie in den USA ist, aber recht vielfältig. Und teuer. Wer sich ketogen ernähren will oder muss, dem können solche Spezialprodukte den Alltag etwas erleichtern, nötig sind sie nicht. Manche sind sogar für eine strenge Keto-Diät ungeeignet, weil sie zu viel Protein oder Kohlenhydrate enthalten.

Zahlreich im Angebot sind auch Nahrungsergänzungsmittel mit Ketonkörpern, die die Ketose steigern und die Fettverbrennung ankurbeln sollen. Bei solchen Werbeversprechen ist wie immer Vorsicht geboten. Diese „Keto-Booster" können zwar kurzfristig die Ketonkörperspiegel im Blut erhöhen, ersetzen aber nicht die Veränderungen im Stoffwechsel, die durch ketogene Ernährung entstehen. So können sie die versprochenen Effekte auch nicht erfüllen. Zur Sicherheit ihrer längerfristigen Einnahme besteht noch erheblicher Forschungsbedarf. Als Ersatz für fehlende Vitamine oder Mineralstoffe reichen herkömmliche Nahrungsergänzungsmittel statt teurerer Keto-Supplements. Hinzu kommt: Ketonkörper (Ketonsalze oder Ketonester) sind in der EU bisher nicht zugelassen. Damit ist ihr Inverkehrbringen als Nahrungsergänzungsmittel verboten; trotzdem finden sich solche Produkte in Onlineshops, teilweise mit dem Hinweis „nur für den Gebrauch und Vertrieb in den USA".

MCT-Fette – die Abnehmfette?

Beliebt bei Keto-Fans sind auch sogenannte MCT-Fette. Sie sind als Öl, Margarine, Pulver oder Zusatz in Lebensmitteln erhältlich, meist online oder im Reformhaus.

Mittelkettige Triglyceride (MCT von Middle Chain Triglycerides) enthalten gesättigte Fettsäuren mittlerer Kettenlänge. Sie kommen in der Natur kaum vor, außer in Kokos- und Palmkernöl sowie in geringen Mengen in Milchfett. MCT-Fette beziehungsweise MCT-Öl als diätetisches Produkt ist kein natürliches Fett, sondern in der Regel synthetisch aus Kokos- oder Palmkernöl gewonnen.

Es ist hilfreich, MCT-Fette einzusetzen, wenn normale Fette nicht gut verdaut oder aufgenommen werden können, zum Beispiel bei einer geschwächten Funktion der Bauchspeicheldrüse (sie produziert Verdauungsenzyme) sowie bei Menschen mit Kurzdarmsyndrom oder gestörter Fettaufnahme, etwa bei Morbus Crohn. Denn im Gegensatz zu den in der Nahrung überwiegenden langkettigen Triglyceriden sind MCT leichter verdaulich: MCT müssen nicht erst durch fettspaltende Enzyme aufgeschlossen und nicht mit Gallensäuren zu sogenannten Mizellen verbunden werden (siehe Seite 29). Die Darmzellen können MCT direkt aufnehmen und zerlegen. Die freigesetzten mittelkettigen Fettsäuren werden nicht wieder zu Triglyceriden zusammengesetzt, sondern sie gelangen über die Pfortader direkt in die Leber, die sie verbrennt oder in Ketonkörper umwandelt.

MCT-Fette können helfen, die Ketose schneller zu erreichen oder zu verstärken. In der wissenschaftlichen Literatur gibt es Hinweise, dass MCT die Energiebilanz sowie Blutzucker- und Blutfettwerte und möglicherweise die Gesundheit von Gehirn, Herz und Kreislauf verbessern können. Insbesondere bei übergewichtigen Menschen stellten Studien zur Ernährung mit MCT fest, dass sie zu einer leichten Gewichtsabnahme beitragen können, indem sie den Appetit nach dem Essen zügeln und den Energieverbrauch erhöhen. Allerdings dauerten die Studien jeweils nur ein paar Tage bis wenige Wochen – wissenschaftliche Beweise für einen langfristigen Effekt durch MCT fehlen. Fachgesellschaften empfehlen sie zu diesem Zweck nicht. Auch eine vermeintliche Leistungssteigerung im Sport ist nicht ausreichend belegt.

Ferner sind MCT-Fette aus praktischen Gründen zum Abnehmen kaum tauglich: Sie eignen sich nicht zum Erhitzen, sodass man sie zum Beispiel nicht zum Anbraten nutzen kann. Die an sich geschmacklosen MCT-Fette werden beim Wiedererwärmen oder langen Warmhalten bitter. Außerdem kann der Einsatz von MCT-Fetten statt normaler Fette Unverträglichkeiten hervorrufen, zum Beispiel Sodbrennen, Erbrechen, Bauchschmerzen oder Durchfall. Langfristig können lebensnotwendige Fettsäuren und fettlösliche Vitamine fehlen.

Bulletproof Coffee – fettreicher Kaffee ist kein Wundermittel

Wie wäre es mit Butter und Kokosöl im Kaffee? Ein vor einigen Jahren aufgekommener Diättrend kombiniert Kaffee mit Butter, Kokos- beziehungsweise MCT-Öl – fertig ist der sogenannten Bulletproof Coffee. Auf

Deutsch wird das Getränk auch „Butterkaffee" oder „Keto-Kaffee" genannt. Es soll das Frühstück ersetzen, etwa im Rahmen einer ketogenen Diät.

Dem Bulletproof Coffee werden Vorteile nachgesagt, darunter eine verbesserte geistige Leistungsfähigkeit, ein verringertes Hungergefühl und eine verstärkte Fettverbrennung. Allerdings stützen wissenschaftliche Erkenntnisse solche Aussagen bisher nicht. Einen wachmachenden Effekt hat Kaffee auch ohne Fett. Und selbst wenn das Fett im Kaffee positive Wirkungen haben könnte, ist da die zusätzliche Kalorienaufnahme durch das Getränk, die mögliche Vorteile zunichtemacht. Gleichzeitig fehlen wertvolle Nährstoffe wie Ballaststoffe und Proteine, die ein Frühstück etwa mit Müsli, Joghurt und Nüssen liefern würde, was langfristig ungesund ist.

Denn wer seinen Kaffee mit Butter zubereitet, fügt dem an sich kalorienfreien Getränk etliche Kalorien sowie gesättigte Fettsäuren hinzu: Eine Tasse (circa 250 Milliliter) enthält dann 230 Kilokalorien, 25 Gramm Gesamtfett und 21 Gramm gesättigte Fettsäuren sowie 0 Gramm Kohlenhydrate und 0 Gramm Proteine.

Fett als Baustein einer gesunden Ernährung

Fette und Fettsäuren werden in Ernährungsfragen oft einzeln betrachtet – als wäre eine bestimmte Fettsäure oder ein einzelnes Lebensmittel ausschlaggebend für unsere Gesundheit. Auch in diesem Ratgeber haben wir bisher hintereinander einzelne Aspekte von den Fettsäuren bis zu den verschiedenen Fettquellen in den Blick genommen. Doch niemand isst isolierte Nährstoffe oder ein bestimmtes Öl, Milch, Nüsse oder was anderes ausschließlich wegen seiner speziellen Zusammensetzung. Entscheidend für eine gesunde Ernährung ist auch kein einzelner Nährstoff und kein einzelnes Lebensmittel. Entscheidend ist die ganze Ernährungsweise mit dem gesamten Spektrum aller konsumierten Lebensmittel und aller Nährstoffe – und nicht zuletzt der Genuss. Schließlich essen wir, was uns schmeckt und gut bekommt. Und nicht zu vergessen: Neben der Ernährung haben Bewegung, Nichtrauchen und Alkoholverzicht großen Einfluss auf unsere Gesundheit.

DAS GESAMTBILD ZÄHLT: Nicht eine Fettsäure oder ein Fett allein macht den Unterschied, sondern das Gesamtbild unserer alltäglichen Ernährung. Deshalb sind Art und Menge einzelner Fette und Fettsäuren immer im Kontext der gesamten Ernährung zu betrachten.

Wie lässt sich eine gesundheitsförderliche Fettmenge und -qualität im Alltag umsetzen? Das ist weniger komplex, als es den Anschein hat. Wenn Sie sich Ihren Speiseplan fettbewusst und genussvoll gestalten möchten, können Sie die im Folgenden beschriebenen Hinweise beachten.

Mehr Pflanze als Tier

Generell sind nur kleine Mengen von magerem Fleisch wie Geflügel sowie von Eiern, Milch und Milchprodukten Teil von Ernährungsempfehlungen. Eine Ernährung, die überwiegend aus pflanzlichen Lebensmitteln besteht, ist insgesamt gesünder als eine Ernährung mit einem hohen Anteil an tierischen Lebensmitteln. Denn zu einer gesunden Ernährung gehören neben gesunden Fetten in Form von ungesättigten Fettsäuren auch Proteine, Vitamine, Mineralstoffe und Spurenelemente sowie Ballaststoffe und sekundäre Pflanzenstoffe. Dabei schneidet eine Ernährung mit überwiegend pflanzlichen Lebensmitteln in der Regel besser ab als eine mit viel Tierischem wie Fleisch und Milch. So gibt es Hinweise, dass die Qualität der Ernährung, die Versorgung mit vielen Nährstoffen und die Gesundheit langfristig besser sind, wenn Menschen tierische durch pflanzliche Lebensmittel ersetzen.

Menschen, die vorwiegend pflanzliche und wenig tierische Lebensmittel essen, haben im Schnitt seltener Übergewicht und chronische Krankheiten wie Herz-Kreislauf-Erkrankungen, Typ-2-Diabetes oder bestimmte Krebsarten. Das heißt, eine gesunde Ernährung besteht aus Gemüse, Obst, Vollkornprodukten, Hülsenfrüchten, ungesalzenen Nüssen und Samen sowie gesunden Ölen. Sie enthält Fisch und mageres Fleisch, aber insgesamt wenig rotes Fleisch (Schwein, Rind, Ziege, Schaf) und Wurst. Auch zuckergesüßte Lebensmittel wie Limonade und Cola sowie alkoholische Getränke kommen dabei in geringeren Mengen oder gar nicht vor.

Insbesondere weniger Fleisch zu essen, vor allem rotes Fleisch von Rind und Schwein sowie verarbeitete Fleischprodukte wie Wurst, ist ein guter Schritt für die Gesundheit. Zudem schützt es Tiere und schont die Umwelt, wenn weniger Tiere für unseren Konsum gehalten werden müssen.

Gar nichts Tierisches zu essen, ist auch möglich. Wer außer Fleisch auch keine Milch und keine Milchprodukte, keine Eier und keinen Fisch konsumiert, sollte zumindest ein Vitamin-B_{12}-Präparat einnehmen. Auch Mikroalgenöl als Quelle für DHA und EPA ist sinnvoll (siehe Seite 160). Ein wichtiger Hinweis zu pflanzlichen Alternativprodukten: Sie sind dazu gedacht, tierische Lebensmittel zu ersetzen – nicht jedoch andere pflanzliche Lebensmittel. Schon gar nicht sollten sie anstelle von unverarbeitetem oder gering verarbeitetem Gemüse und Obst, Vollkorngetreide und Hülsenfrüchten auf dem Teller landen. Denn diese liefern Nährstoffe in ihrem natürlichen Verbund und enthalten in der Regel mehr Ballaststoffe, die unter anderem gut für die Darmgesundheit sind. Ballaststoffe und intakte Pflanzenstrukturen erfordern intensiveres und längeres Kauen, sodass wir langsamer und letztlich weniger essen, weil die Sättigung besser ist. Pflanzliche Alternativprodukte können damit meist nicht punkten, da sie überwiegend aus isolierten Stoffen zusammengesetzt sind.

PFLANZENBETONT ESSEN: Setzen Sie überwiegend auf pflanzliche Lebensmittel und wenige sowie – mit Ausnahme von Fisch – fettarme tierische Lebensmittel. Kombinieren Sie Fettquellen mit ballaststoffreichen Lebensmitteln: Gemüse, Obst wie Äpfel und Beeren, Vollkornprodukte wie Haferflocken, Hülsenfrüchten wie Linsen, Bohnen und Erbsen – das sättigt gut und unterstützt den Stoffwechsel.

Fett bevorzugt aus Nüssen, Fisch und Pflanzenöl

Essen Sie Fette bevorzugt in Form von ungesalzenen Nüssen und Samen. Täglich eine kleine Handvoll ist vorteilhaft.

Bevorzugen Sie flüssige Pflanzenfette wie Raps-, Oliven-, Lein- und Walnussöl. Nur gelegentlich sollten Sie pflanzliche Fette wie Kokos- und Palmöl, die von Natur aus fest sind, sowie Omega-6-Fettsäure-reiche Öle wie Sonnenblumen-, Distel-, Mais-, Weizenkeim-, Sojaöl und daraus hergestellte Margarinesorten verwenden. Gegen Kokos- und Palmöl sprechen auch ökologische und soziale Gründe (siehe Seite 152).

Essen Sie auch fettreichen Fisch wie Hering, Lachs und Makrele. Von den empfehlenswerten 1 bis 2 Portionen Fisch pro Woche (circa 180 Gramm) sollte 1 Portion fettreich sein, 1 Portion kann mager sein, wie Hecht, Zander, Kabeljau und Seelachs. Die Fischration können Sie auch erreichen, indem Sie mal Konservenfisch statt Wurst oder Käse zum Brot essen.

Wenn Sie auf Fisch verzichten, achten Sie ganz besonders auf alpha-Linolensäure-reiche Pflanzenöle wie Raps- und Leinöl sowie Nüsse. Auch angereicherte Produkte oder Nahrungsergänzungsmittel mit EPA und DHA können sinnvoll sein.

Verarbeitete Produkte mit viel Fett eher meiden

Essen Sie, wenn überhaupt, nur gelegentlich fettreiche Wurstwaren sowie Fertiggerichte, frittierte Speisen und Snacks, Fast Food, Gebäck, Süßwaren, Chips. So sparen Sie die versteckten Fette aus ernährungsphysiologisch ungünstigen Lebensmitteln ein. Ein Blick auf die Zutatenliste hilft, diese zu enttarnen: Steht ein Begriff wie „Fett“ oder „Öl“ weit vorne, enthält das Lebensmittel besonders viel davon. Die Nährwerttabelle zeigt Ihnen den Gehalt an Fetten und an gesättigten Fettsäuren. Achten Sie auch bei pflanzlichen Alternativprodukten etwa zu Käse, Fleisch und Wurst oder Aufstrichen darauf. Solche Produkte können je nach Grundzutaten sehr fettreich sein.

Wer diese Grundsätze beachtet, schafft eine gute Basis für eine Ernährung, die die Gesundheit von Herz, Gefäßen, Hirn und Stoffwechsel fördern kann. Denn so ergibt sich automatisch eine gute Fettqualität: eine erhöhte Zufuhr von langkettigen, mehrfach ungesättigten Fettsäuren inklusive EPA und DHA sowie eine minimierte Zufuhr von industriellen Transfettsäuren und gesättigten Fettsäuren. Doch damit nicht genug – eine solche Lebensmittelauswahl ergibt einen Ernährungsstil, der insgesamt einfach gut für die Gesundheit ist.

Positive Effekte auf Blutfette

Die Umstellung auf einen solchen Ernährungsstil kann auch die Cholesterin- und vor allem die Triglyceridwerte im Blut verbessern. Die zuvor genannten Hinweise zur Ernährung entsprechen denen, die die Lipid-Liga zu diesem Zweck empfiehlt. Daneben nennt sie weitere wichtige Lebensstilfaktoren, die dazu beitragen können:

- Regelmäßige Bewegung, das heißt, drei bis fünf Mal pro Woche 30 Minuten körperliche Aktivität wie Ausdauertraining und Muskelkräftigung
- Rauchen beenden
- Normales Gewicht halten beziehungsweise bei Übergewicht nicht weiter zunehmen und möglichst auch abnehmen

Bei zu hohem Triglyceridspiegel empfiehlt die Lipid-Liga zusätzlich

- keinen Alkohol,
- wenig schnell abbaubare Kohlenhydrate wie Frucht- und Haushaltszucker aus Süßigkeiten, Kuchen, Limonaden, Cola-Getränken, Schorlen, Fruchtsäften, Obst und alkoholfreiem Bier und
- Ersatz von Nahrungsfetten durch MCT-Fette bei sehr hohen Werten.

Außerdem ist gut zu wissen: Der Genuss von ungefiltertem Kaffee kann den LDL-Cholesterinspiegel erhöhen. Espresso, Cappuccino, türkischer Mokka, löslicher Pulverkaffee und French-Press-Kaffee enthalten die sogenannten Diterpene Cafestol und Kahweol, die dafür verantwortlich sind. Filterkaffee enthält sie nicht, weil sie beim Zubereiten im Filter zurückbleiben.

Bei Bedarf fettärmer genießen

Für alle, die besonders auf die Fettmenge achten oder Fett einsparen wollen, kommen hier noch ein paar Tipps:

- Dosieren Sie Fette und Öle mit einem Löffel, dann haben Sie die Menge besser unter Kontrolle. 1 Esslöffel entspricht übrigens 12 Gramm Öl, 1 Teelöffel 5 Gramm.
- Streichfett wie Butter oder Margarine nur dünn aufs Brot streichen – oder unter fettreichem Käse, fettreicher Wurst, Quark oder Brotaufstrichen einfach weglassen. Oder je nach Geschmack durch Frischkäse, Senf oder ein paar Tropfen Olivenöl ersetzen.
- Fettarme Varianten wählen, zum Beispiel Käse mit 30 Prozent statt mit 60 Prozent Fett i. Tr. und Joghurt mit 1,5 Prozent Fett statt Sahnejoghurt.
- Auch bei Wurst gibt es fettärmere Varianten, etwa Bierschinken statt Salami oder Putenbrust statt Teewurst.
- Vielleicht tut es auch mal eine Ofenkartoffel statt Pommes frites oder ein Hefebrötchen statt eines Croissants, ein Apfel statt Schokolade oder Salzstangen statt Kartoffelchips (40 Prozent Fett).
- In beschichteten Pfannen kann mit wenig Fett gebraten werden. Panieren oder Frittieren sollte die Ausnahme sein.
- Für manche Dressings eignet sich auch Joghurt statt Mayonnaise oder viel Öl.
- In manchen Backrezepten wie etwa einem Rührteig lässt sich ein Teil des Fettes durch Joghurt ersetzen. Vom Joghurt ist dann die doppelte Menge des eingesparten Fettes zu nehmen.
- Kaffeegetränke vielleicht auch mal schwarz oder mit wenig Milch probieren – denn Milchkaffee oder Latte macchiato sind bei mehreren Tassen pro Tag als Fettquellen nicht zu unterschätzen.

Antientzündlich essen

Wenn wir bestimmte Fettsäuren regelmäßig essen, verändert sich auch ihr Gehalt in unseren Körperzellen (siehe Seite 49). Außerdem entscheiden die Fettsäuren in der Ernährung, welche von den Eicosanoid-Botenstoffen gebildet werden – also zum Beispiel eher solche, die Entzündungen fördern, oder solche, die sie hemmen können. Dabei kommt es nicht nur auf die absolute Menge unterschiedlicher Fettsäuren an, sondern auf das Verhältnis Omega-6- zu Omega-3-Fettsäuren:

Eine Ernährung mit vielen Omega-6-Fettsäuren zum Beispiel aus Sonnenblumenöl und Fleisch begünstigt Entzündungen und Blutgerinnung. Insbesondere durch viel Arachidonsäure bei hohem Verzehr von Fleisch und Wurst entstehen entzündungsfördernde Prostaglandine. Mehr Omega-3-Fettsäuren zum Beispiel aus Leinöl und fettem Fisch zu essen, verschiebt das Gleichgewicht hingegen zu entzündungshemmenden, gefäßschützenden Eicosanoiden.

Das ist nicht nur für eine gesunderhaltende Ernährung bedeutsam, sondern auch bei Erkrankungen mit chronischer Entzündung. Wird eine Entzündung chronisch, können die dann gebildeten Botenstoffe des Immunsystems wie TNF-α gesundes Gewebe angreifen. Die Folge sind chronisch entzündliche Erkrankungen etwa der Gelenke (rheumatoide Arthritis), der Haut (Neurodermitis, Schuppenflechte), des Darms (Morbus Crohn, Colitis ulcerosa), der Gefäße und des Herzens (Gefäßentzündungen, Gefäßverkalkung, Herzinfarkt) oder des Gehirns (Alzheimer, Parkinson). Betroffenen kann unter anderem eine entzündungshemmende Ernährung helfen, den Verlauf und die Begleiterscheinungen der Krankheit zu mildern: Wenig Fleisch, Wurst, Ei und fettarme Milchprodukte und gleichzeitig Nüsse, Lein-, Raps- oder Walnussöl und Fisch liefern weniger Arachidonsäure und mehr Omega-3-Fettsäuren für die entzündungshemmenden Eicosanoide. Außerdem gehören zu entzündungshemmender Ernährung viel Gemüse, Hülsenfrüchte und auch Obst, die reichlich sekundäre Pflanzenstoffe liefern, und Brot, Nudeln und Reis am besten in der Vollkornvariante. Das heißt, wenn Sie sich nach den gängigen Ernährungsempfehlungen richten, ist Ihre Ernährung antientzündlich.

Einige klinische Studien haben gezeigt, dass die Einnahme von Omega-3-Nahrungsergänzungsmitteln etwa bei der Behandlung von rheumatoider Arthritis – einer entzündlichen Gelenkerkrankung mit Schmerzen, Steifheit und Schwellungen – helfen kann, wenn sie zusammen mit den üblichen Medikamenten eingenommen werden und die anderen wichtigen Behandlungen stattfinden. So benötigen Betroffene, die Omega-3-Präparate einnehmen, möglicherweise weniger schmerzlindernde Medikamente.

Herz- und hirngesund essen

Viele Studien zeigen, dass der Verzehr von fettem Fisch und anderen Meeresfrüchten als Teil einer gesunden Ernährung dazu beitragen kann, das Herz gesund zu halten. Vor allem dann, wenn Fisch und Meeresfrüchte anstelle von weniger gesunden Lebensmitteln auf dem Speiseplan stehen. Ob die gesundheitlichen Vorteile allgemein durch Meerestiere oder durch die enthaltenen Omega-3-Fettsäuren verursacht werden, ist nicht ganz klar. Deshalb sind vor allem die Omega-3-Fettsäuren beliebter Gegenstand der Forschung, die verstehen will, wie genau sie sich auf die Gesundheit auswirken. Klar ist jedoch, dass eine höhere Zufuhr von EPA und DHA über Lebensmittel oder Nahrungsergänzungsmittel nicht nur antientzündlich wirkt, sondern zum Beispiel auch den Triglyceridspiegel, den Blutdruck und die Durchblutung positiv beeinflussen kann – das sind wichtige Parameter für ein gesundes Herz-Kreislauf-System.

Zudem gibt es aus Studien Hinweise darauf, dass Menschen, die mehr Omega-3-Fettsäuren aus Lebensmitteln und Nahrungsergänzungsmitteln zu sich nehmen, ein geringeres Risiko für Alzheimer-Krankheit, Demenz und kognitive Störungen haben. Auch bestimmte Krebserkrankungen sowie altersbedingte Makuladegeneration (Verlust der Sehkraft) und Augentrockenheit werden im Zusammenhang mit den Omega-3-Fettsäuren untersucht. Die Datenlage ist allerdings unklar.

Die gute Nachricht zum Schluss: Eine Ernährung, die gut fürs Herz ist, tut auch dem Hirn gut – und umgekehrt. Für herz- und hirngesundes Essen gelten dieselben Prinzipien wie bei der antientzündlichen Ernährung. Wenn Sie sich überwiegend antientzündlich ernähren, also viel Gemüse, Obst, Vollkornprodukte, Hülsenfrüchte, Nüsse, Pflanzenöl wie Lein-, Raps- oder Walnussöl und Fisch essen und gleichzeitig weniger rotes Fleisch und Wurst, Weißmehlprodukte, Süßes und fettreiche Fertiggerichte wählen, profitieren gleich mehrere Bereiche Ihrer Gesundheit. Denn eine solche Ernährung senkt nicht nur das Risiko für Entzündungen, sondern schützt auch vor Übergewicht, Typ-2-Diabetes, Bluthochdruck – und damit vor Herzkrankheiten und Demenz.

Anhang

Ausgewählte Lebensmittel und ihr Gehalt an Energie, Fett und Fettsäuren sowie Cholesterin*

Der Nährstoffgehalt in Lebensmitteln ist nicht immer gleich. So hängt zum Beispiel der Fettsäurengehalt in Fleisch und Milch von Rasse, Fütterung und Haltung der Tiere ab. Daher finden Sie in der Tabelle gerundete Durchschnittswerte. Sie dienen als grobe Orientierung – allzu genaues Rechnen ist damit nicht nötig.

Angaben pro 100 Gramm des Lebensmittels	**Energie** (Kilokalorien)	**Fett** (Gramm)	**Gesättigte Fettsäuren** (Gramm)	**Einfach ungesättigte Fettsäuren** (Gramm)	**Mehrfach ungesättigte Fettsäuren** (Gramm)	**Cholesterin** (Milligramm)
Eier, Fleisch, Wurst						
Ei (Huhn), gekocht	144	10	3	4	1	360
Eigelb (Dotter), gekocht	345	31	9	12	5	1 255
Eiweiß (Eiklar), gekocht	42	↓	↓	↓	↓	0
Entenbrust (mit Haut, gebraten in der Pfanne, ohne Fett)	192	11	4	5	1	104
Gänsekeule (mit Haut, gebraten im Ofen, ohne Fett)	203	11	3	6	1	151

↓ = der Gehalt ist sehr gering und nicht nennenswert, unter 0,5

Angaben pro 100 Gramm des Lebensmittels	**Energie** (Kilokalorien)	**Fett** (Gramm)	**Gesättigte Fettsäuren** (Gramm)	**Einfach ungesättigte Fettsäuren** (Gramm)	**Mehrfach ungesättigte Fettsäuren** (Gramm)	**Cholesterin** (Milligramm)
Hähnchen Oberschenkel mit Haut (gebraten ohne Fett, im Ofen)	256	17	4	6	3	142
Hähnchen Unterschenkel mit Haut (gebraten ohne Fett, im Ofen)	174	9	2	3	1	134
Hähnchenbrust ohne Haut (gebraten ohne Fett, in der Pfanne)	136	2	↓	1	↓	107
Kalbsschnitzel (Keule, roh)	89	1	↓	↓	↓	58
Kalbsschnitzel (mehliert, gebraten)	129	2	↓	1	↓	69
Kochschinken	130	4	1	2	↓	60
Lammkotelett, roh	217	16	7	6	1	69
Mettwurst, einfach	327	28	11	10	3	73

↓ = der Gehalt ist sehr gering und nicht nennenswert, unter 0,5

Angaben pro 100 Gramm des Lebensmittels	**Energie** (Kilokalorien)	**Fett** (Gramm)	**Gesättigte Fettsäuren** (Gramm)	**Einfach ungesättigte Fettsäuren** (Gramm)	**Mehrfach ungesättigte Fettsäuren** (Gramm)	**Cholesterin** (Milligramm)
Putenbrustaufschnitt, geräuchert	107	2	1	1	1	50
Rehrücken, roh	122	4	1	kein Wert	1	65
Rindfleisch, Filet, roh	121	4	2	2	↓	51
Rindfleisch, gehacktes, roh	224	16	7	8	↓	61
Salami	374	31	12	13	4	84
Schinken, roh geräuchert, mit Fettrand	270	19	7	8	2	72
Schinkenspeck, roh	127	4	1	2	↓	57
Schwein, gehacktes, roh	271	22	7	8	2	58
Schweinefleisch, Filet, roh	118	3	1	1	↓	59
Schweineschnitzel, Oberschale, roh	106	2	1	1	↓	49
Sülzwurst	169	11	4	3	1	81

↓ = der Gehalt ist sehr gering und nicht nennenswert, unter 0,5

Angaben pro 100 Gramm des Lebensmittels	**Energie** (Kilokalorien)	**Fett** (Gramm)	**Gesättigte Fettsäuren** (Gramm)	**Einfach ungesättigte Fettsäuren** (Gramm)	**Mehrfach ungesättigte Fettsäuren** (Gramm)	**Cholesterin** (Milligramm)
Ziegenfleisch, roh	127	5	2	2	↓	67
Fisch, Meeresfrüchte						
Aal, roh	288	25	7	10	5	164
Brathering, abgetropft	222	14	2	4	2	87
Fischstäbchen, paniert, gebraten ohne Fett	209	9	1	2	5	41
Forelle, geräuchert	137	6	1	1	1	73
Forelle, roh	156	8	1	3	4	56
Garnele (Krabbe), roh	87	1	↓	↓	1	135
Hering, roh	245	14	3	6	4	71
Kabeljau (Dorsch)	79	1	↓	↓	↓	34
Karpfen, roh	119	5	1	2	1	75
Lachs, roh	180	11	2	4	3	58
Makrele, geräuchert	338	29	7	8	9	64

↓ = der Gehalt ist sehr gering und nicht nennenswert, unter 0,5

Angaben pro 100 Gramm des Lebensmittels	Energie (Kilokalorien)	Fett (Gramm)	Gesättigte Fettsäuren (Gramm)	Einfach ungesättigte Fettsäuren (Gramm)	Mehrfach ungesättigte Fettsäuren (Gramm)	Cholesterin (Milligramm)
Matjesfilet, nordische Art	177	13	2	6	3	58
Miesmuschel, roh	60	2	1	↓	1	126
Räucherlachs	170	9	2	4	3	40
Rollmops, abgetropft	99	4	1	1	1	41
Seelachs (Köhler), roh	99	2	1	1	1	60
Seelachsfilet, paniert, gebraten	181	9	1	5	3	86
Thunfisch in eigenem Saft, abgetropft	95	↓	↓	↓	↓	52
Thunfisch in Öl, abgetropft	207	10	2	7	4	40
Tintenfisch, roh	73	1	↓	↓	↓	275

↓ = der Gehalt ist sehr gering und nicht nennenswert, unter 0,5

Angaben pro 100 Gramm des Lebensmittels	**Energie** (Kilokalorien)	**Fett** (Gramm)	**Gesättigte Fettsäuren** (Gramm)	**Einfach ungesättigte Fettsäuren** (Gramm)	**Mehrfach ungesättigte Fettsäuren** (Gramm)	**Cholesterin** (Milligramm)
Milch und Milchprodukte (inklusive pflanzlicher Alternativen)						
Buttermilch	39	1	↓	↓	↓	7
Crème fraîche, 40 % Fett	397	42	22	13	2	123
Haferdrink, ungesüßt	29	1	↓	↓	↓	↓
Harzer Käse (< 10 % F. i. Tr.)	128	1	↓	↓	↓	2
Joghurt, 1,5 % Fett	62	2	1	↓	↓	4
Joghurt, 3,5 % Fett	67	3	2	1	↓	9
Kefir, 3,5 % Fett	63	4	2	1	↓	13
Kondensmilch, 10 % Fett	195	10	7	3	↓	33
Mandeldrink, ungesüßt	24	2	↓	1	↓	0
Milch, 1,5 % Fett (fettarme Milch)	44	1	1	↓	↓	5
Milch, 3,5 % Fett (Vollmilch)	62	3	2	1	↓	9

↓ = der Gehalt ist sehr gering und nicht nennenswert, unter 0,5   F. i. Tr. = Fett in der Trockenmasse

Angaben pro 100 Gramm des Lebensmittels	Energie (Kilokalorien)	Fett (Gramm)	Gesättigte Fettsäuren (Gramm)	Einfach ungesättigte Fettsäuren (Gramm)	Mehrfach ungesättigte Fettsäuren (Gramm)	Cholesterin (Milligramm)
Sahne, 30 % Fett (Schlagsahne)	308	32	17	8	1	84
Sahnejoghurt, 10 % Fett	124	10	7	3	↓	31
Saure Sahne, 10 % Fett	119	10	5	3	↓	37
Schmand, 20 % Fett	206	20	10	6	1	65
Skyr, Frischkäse, 10 % F. i. Tr.	64	1	↓	↓	↓	5
Sojadrink, ungesüßt	124	1	↓	↓	1	0
Speisequark, 40 % F. i. Tr.	159	11	6	3	↓	30
Speisequark, 20 % F. i. Tr.	110	5	3	1	↓	14
Speisequark, Magerstufe	66	↓	↓	↓	↓	4
Käse						
Bergkäse, 45 % F. i. Tr.	395	31	19	7	1	70

↓ = der Gehalt ist sehr gering und nicht nennenswert, unter 0,5 F. i. Tr. = Fett in der Trockenmasse

Angaben pro 100 Gramm des Lebensmittels	Energie (Kilokalorien)	Fett (Gramm)	Gesättigte Fettsäuren (Gramm)	Einfach ungesättigte Fettsäuren (Gramm)	Mehrfach ungesättigte Fettsäuren (Gramm)	Cholesterin (Milligramm)
Camembert, 60 % F. i. Tr.	378	34	19	9	1	90
Camembert, 30 % F. i. Tr.	214	14	7	4	↓	36
Edelpilzkäse, 50 % F. i. Tr.	346	29	19	6	1	67
Emmentaler, 45 % F. i. Tr.	374	29	20	7	1	70
Edamer, 45 % F. i. Tr.	355	28	17	7	1	75
Feta, 45 % F. i. Tr. (Schafskäse)	283	24	15	3	1	69
Frischkäse, Doppelrahmstufe, 60 % F. i. Tr.	252	23	15	6	1	69
Gorgonzola, 48 % F. i. Tr.	329	28	18	7	1	90
Gouda, 48 % F. i. Tr.	379	32	23	7	1	50
Kochkäse, 40 % F. i. Tr.	156	11	7	2	↓	29

↓ = der Gehalt ist sehr gering und nicht nennenswert, unter 0,5   F. i. Tr. = Fett in der Trockenmasse

Angaben pro 100 Gramm des Lebensmittels	**Energie** (Kilokalorien)	**Fett** (Gramm)	**Gesättigte Fettsäuren** (Gramm)	**Einfach ungesättigte Fettsäuren** (Gramm)	**Mehrfach ungesättigte Fettsäuren** (Gramm)	**Cholesterin** (Milligramm)
Körniger Frischkäse (Hüttenkäse), 10 % F. i. Tr.	73	1	1	↓	↓	3
Mascarpone	395	40	27	9	1	119
Mozarella 45 % F. i. Tr.	259	21	14	5	1	65
Parmesankäse, 37 % F. i. Tr.	391	27	18	7	1	69
Ricotta	159	12	8	3	↓	57
Schmelzkäse, 45 % F. i. Tr.	284	24	15	6	1	65
Vegane Käsealternative, Basis Pflanzenfett	293	23	20	1	↓	0
Vegane Käsealternative, Basis Cashewkerne	440	34	7	21	6	0
Ziegenkäse, Schnittkäse	384	34	22	7	1	105
Ziegenkäse, Weichkäse	285	23	16	4	1	58

↓ = der Gehalt ist sehr gering und nicht nennenswert, unter 0,5   F. i. Tr. = Fett in der Trockenmasse

Angaben pro 100 Gramm des Lebensmittels	Energie (Kilokalorien)	Fett (Gramm)	Gesättigte Fettsäuren (Gramm)	Einfach ungesättigte Fettsäuren (Gramm)	Mehrfach ungesättigte Fettsäuren (Gramm)	Cholesterin (Milligramm)
Fette und Öle						
Butter, ungesalzen	747	82	53	18	2	213
Butterschmalz	897	100	63	25	2	264
Distelöl	900	100	9	11	76	2
Erdnussöl	899	100	17	54	24	1
Frittieröl	900	100	8	50	38	↓
Gänseschmalz	900	100	28	11	11	107
Haselnussöl	899	100	8	76	11	0
Kakaobutter	900	100	60	32	3	3
Kokosfett, gehärtet	900	100	92	1	↓	0
Kokosöl	900	100	88	5	1	0
Kürbiskernöl	900	100	17	28	50	3
Leinöl	900	100	10	19	67	4
Maiskeimöl	900	100	13	26	56	2
Mayonnaise	750	81	7	43	25	57
Olivenöl	899	100	12	75	7	↓

↓ = der Gehalt ist sehr gering und nicht nennenswert, unter 0,5

Angaben pro 100 Gramm des Lebensmittels	Energie (Kilokalorien)	Fett (Gramm)	Gesättigte Fettsäuren (Gramm)	Einfach ungesättigte Fettsäuren (Gramm)	Mehrfach ungesättigte Fettsäuren (Gramm)	Cholesterin (Milligramm)
Palmfett, gehärtet	900	100	52	27	1	0
Palmkernöl	900	100	79	14	2	2
Palmöl	900	100	48	37	10	2
Pflanzenmargarine, Vollfett	718	80	23	38	15	2
Rapsöl	900	100	7	58	27	2
Schweineschmalz	900	100	39	44	12	85
Sesamöl	900	100	15	40	40	1
Sojaöl	900	100	15	19	61	2
Sonnenblumenöl	900	100	11	31	55	↓
Traubenkernöl	900	100	11	20	64	1
Walnussöl	899	100	10	17	69	1
Weizenkeimöl	900	100	17	15	63	3
Nüsse und Samen						
Cashewkerne	618	47	9	29	9	0
Chiasamen	479	33	4	2	26	0
Haselnüsse	667	63	5	51	6	0

↓ = der Gehalt ist sehr gering und nicht nennenswert, unter 0,5

Angaben pro 100 Gramm des Lebensmittels	Energie (Kilokalorien)	Fett (Gramm)	Gesättigte Fettsäuren (Gramm)	Einfach ungesättigte Fettsäuren (Gramm)	Mehrfach ungesättigte Fettsäuren (Gramm)	Cholesterin (Milligramm)
Kokosmilch	227	22	19	1	↓	0
Kokosnuss, roh	378	37	32	2	1	kein Wert
Kokosraspeln	676	65	62	3	↓	0
Kürbiskerne	588	46	8	13	23	kein Wert
Leinsamen (Leinsaat)	470	37	4	7	25	0
Macadamianüsse	736	73	11	59	2	0
Mandelmus	559	47	4	30	10	0
Mandeln, süß	544	47	4	30	10	0
Mohnsamen	528	42	5	6	30	kein Wert
Paranüsse	704	68	17	22	29	0
Pekannüsse	723	72	6	46	16	0
Pinienkerne	660	62	4	16	26	0
Pistazien	599	52	6	35	8	1
Sesamsaat	565	50	8	20	19	kein Wert
Sonnenblumenkerne	564	48	5	13	27	0
Walnüsse	721	71	7	12	52	0

↓ = der Gehalt ist sehr gering und nicht nennenswert, unter 0,5

Angaben pro 100 Gramm des Lebensmittels	Energie (Kilokalorien)	Fett (Gramm)	Gesättigte Fettsäuren (Gramm)	Einfach ungesättigte Fettsäuren (Gramm)	Mehrfach ungesättigte Fettsäuren (Gramm)	Cholesterin (Milligramm)
Gemüse und Obst						
Avocado	132	13	3	8	2	0
Oliven, grün, eingelegt	132	14	2	9	1	kein Wert
Oliven, schwarz, eingelegt	140	15	3	10	1	0
Hülsenfrüchte						
Erdnüsse, geröstet	620	50	8	26	10	0
Erdnussbutter	606	48	16	23	7	0
Erdnussmus	620	50	8	26	10	0
Kichererbsen, Konserve	136	3	↓	1	1	0
Kidneybohnen, Konserve	128	1	↓	↓	↓	0
Linsen, Konserve	119	1	↓	0	↓	0
Sojabohne reif, geröstet (Sojakerne)	392	19	2	4	11	0

↓ = der Gehalt ist sehr gering und nicht nennenswert, unter 0,5

Angaben pro 100 Gramm des Lebensmittels	Energie (Kilokalorien)	Fett (Gramm)	Gesättigte Fettsäuren (Gramm)	Einfach ungesättigte Fettsäuren (Gramm)	Mehrfach ungesättigte Fettsäuren (Gramm)	Cholesterin (Milligramm)
Sojabohne unreif (Edamame), Konserve	94	4	1	1	2	0
Sojamehl (Vollfett)	514	23	3	5	14	0
Tofu	482	6	1	1	3	↓
Getreide und Getreideprodukte, Kartoffeln						
Baguette	253	1	↓	↓	↓	0
Bulgur	353	2	↓	↓	1	0
Croissant	426	24	14	7	2	25
Haferflocken	348	7	1	2	3	0
Hefebrötchen	337	12	7	3	1	91
Kartoffeln, geschält, gekocht	76	↓	↓	↓	↓	0
Nudeln, roh	346	2	↓	1	↓	0
Pommes frites tiefgefroren, frittiert	203	9	1	5	3	↓
Pumpernickel	176	1	↓	↓	↓	0
Quinoa	361	6	1	2	3	0

↓ = der Gehalt ist sehr gering und nicht nennenswert, unter 0,5

Angaben pro 100 Gramm des Lebensmittels	**Energie** (Kilokalorien)	**Fett** (Gramm)	**Gesättigte Fettsäuren** (Gramm)	**Einfach ungesättigte Fettsäuren** (Gramm)	**Mehrfach ungesättigte Fettsäuren** (Gramm)	**Cholesterin** (Milligramm)
Reis, poliert, roh	351	1	↓	↓	↓	0
Reisdrink, ungesüßt	59	1	↓	↓	↓	0
Roggenvollkornbrot	193	2	↓	1	1	0
Roggenvollkornknäckebrot	327	1	↓	↓	1	0
Weizenbrot	272	3	1	1	↓	0
Wildreis, roh	363	1	↓	↓	1	0

↓ = der Gehalt ist sehr gering und nicht nennenswert, unter 0,5

* Die Daten sind dem Bundeslebensmittelschlüssel entnommen. Alle Daten wurden auf die ganze Stelle gerundet. Der BLS ist Deutschlands nationale Nährstoffdatenbank. Er bietet Lebensmitteldaten mit insgesamt 138 Nährstoffen und basiert unter anderem auf qualitätsgesicherten Analysen des Max Rubner-Instituts (MRI).
Quelle: Max Rubner-Institut (2025): Bundeslebensmittelschlüssel (BLS), Version 4.0 – Deutsche Nährstoffdatenbank. Karlsruhe. DOI: 10.25826/Data20251217–134202–0

Register

A, B

Abnehmen 173, 184
Acetyl-CoA-Molekül 43, 51
Acrolein 111
Acrylamid 111
Adipokine 43
Adiponektin 43, 46
alpha-Linolensäure 33, 51, 58, 163, 168
amphiphil 9
Apfeltyp 45
Apoproteine 25, 34
Arachidonsäure 31, 33, 75, 186
Arganöl 112
Avocado 106
Backen mit Fett 110
Bauchfett 44, 46, 49
Birnentyp 45
Blutfettwerte 25, 34, 37
Braten mit Fett 110
Bulletproof Coffee 179
Butter 150

C, D

Cafestol 184
Canola-Öl 137
Cholesterin 9, 17, 25, 28, 29, 36, 89, 103, 167, 172
Chylomikrone 25, 34
cis-Doppelbindungen 15
Citrat 42
Depotfett 27
Diacylglycerol 29
Diäten 173
Diglycerid 9
Distelöl 114
Docosahexaensäure (DHA) 30, 33, 58, 67, 89, 156, 160, 169, 187
Dylipoproteinämien 38
Dyslipidämien 38

E, F

Eicosanoide 9, 31, 33, 71, 76, 171, 186
Eicosapentaensäure (EPA) 30, 31, 33, 58, 64, 89, 156, 160, 169, 187
Eier 88
Elaidinsäure 79
Entzündungen 33
–, chronische 33, 186
–, stille 46
Enzyme 29
Erdnuss 105
Erdnussöl 116
Ernährung
–, antientzündliche 185
–, ketogene 174
–, mediterrane 21
Erucasäure 137
Fasten 48

Fett
–, subkutanes 45
–, viszerales 45, 46
Fette
–, gehärtete 15
–, versteckte 22
Fettgewebe 41, 43, 51
–, braunes 47
–, perivaskuläres 44
–, weißes 47
Fettlebererkrankung, nicht-alkoholische (Fettleber) 49
Fettsäuren 9, 12, 21, 25
– Doppelbindung 14
– Kettenlänge 13
– Mangel 170
– Sättigungsgrad 13
Fettstoffwechsel 48, 55
Fettstoffwechselstörungen 38
Fettverteilung 44
Fibrose 49
Fisch 89, 93, 183
– pflanzliche Alternativen 95
Fischöl 156
Fleisch 83, 182
– pflanzliche Alternativen 87
Frittieren mit Fett 110

G, H

Galle 29, 48
Geflügel 84, 87
Glucosinolate 137
Glukagon 43
Glukose 26, 42, 48, 51
Glycerin 9, 11
Glykolipide 28, 29
GPI-Anker (Glycosylphosphatidylinositol-Anker) 29
Hanföl 118
HDL (High Density Lipoprotein) 35, 38, 80
High Oleic 115
HMG-CoA-Reduktase 39
Hülsenfrüchte 105
hydrophob 9
Hyperlipidämien 38
Hyperlipoproteinämien 38

I, K, L

IDL (Intermediate Density Lipoprotein) 35
Insulin 41, 43, 46, 49
Interleukin-6 (IL-6) 44
Kahweol 184
Kakaobutter 120
Kalorien 18, 22, 42, 163, 173
Käse 97
Käseimitate 101
keto flu 177
Keto-Diät 21, 174
Ketonkörper 48, 174, 176, 178
Ketose 175
Knochenmark, gelbes 44
Kokosfett 122
Kokosöl 122
Körperfettverteilung 44
Kürbiskernöl 124
LDL (Low Density Lipoprotein) 35, 36, 52, 80
LDL-Rezeptoren 36

Leber 48, 51
Leinöl 126
Leinsamen 104
Leptin 43, 46
Linola-Öl 127
Linolsäure 33, 51, 72, 163, 168
–, konjugierte (CLA) 80
Lipase, hormonsensitive 42
Lipide 7, 8
lipophil 9
Lipoproteine 25, 34, 80
Low Carb 173
Low Fat 20, 21, 173

M, N

Maiskeimöl 128
Margarine 150
MCT-Fette/-Öl 123, 178, 184
Meeresfrüchte 91
Membranfluidität 28
Mikroalgenöl 156, 160
Milch 95
– pflanzliche Alternativen 100
Milchfett 96, 99, 150
Milchfettkügelchenmembran 96
Milchprodukte 95
Mischstreichfette 152
Mizellen 29
Monoglyceride 9, 25
MUFA (monounsaturated fatty acids) 14
Nahrungsergänzungsmittel 156
Neutralfette siehe Triglyceride
Nüsse 104, 183

O, P

Öle 12, 183
–, kaltgepresste 107, 109
– Lagerung 110
–, native 109, 133
– Qualitätsklassen 133
–, raffinierte 107, 108
oligomere Pro(antho)cyanidine (OPC) 145
Olive 106
Olivenöl 132
Ölsamen 104
Ölsäure 52, 55
Omega-3-Fettsäuren 15, 33, 51, 90, 104, 156, 160, 169, 187
Omega-3-Index 70
Omega-3-Nahrungsergänzungsmittel 186
Omega-6-Fettsäuren 15, 33, 51, 71, 186
Omega-9-Fettsäuren 15
Östradiol 9
Östrogene 30, 44
Oxylipine 31
Palmfett 135
Palmitinsäure 51, 53
Palmkernfett 135
Palmöl 54, 108, 134, 152
Phospholipide 9, 28, 29, 58, 88
Phytosterine 18, 102, 103, 164
Plaques 35
Pökelsalz 87
PROCAM-Risiko-Score 40
Prostaglandine 31, 186
Protectine 31, 33
PUFA (polyunsaturated fatty acids) 14

R, S, T

Rapsöl 136
Rind 84
Sättigungsgrad 13
Schmalz 86
Schwein 84
Sesamöl 138
SFA (saturated fatty acids) 14
Sojabohne 105, 140
Sojaöl 140
Sonnenblumenöl 142
Sphingolipide 9, 28
Stearinsäure 52
Streichfett 150, 185
Talg 86
trans-Doppelbindungen 15
Transfettsäuren 15, 76, 79
Traubenkernöl 144
Triglyceride 8, 9, 11, 19, 25, 26, 42, 55, 80, 178

U, V, W

Übergewicht 44, 49, 163
vegan 87, 95, 100, 151, 152, 182
vegetarisch 87, 95
Verdauung 29, 48, 164
Vitamine, fettlösliche 9, 20
VLDL (Very Low Density Lipoprotein) 34
Walnussöl 146
Weizenkeimöl 148
Wildfleisch 85
Wollwachs/Wollfett 11
Wurst 83, 85, 87, 182, 185
– Fettgehalt 86

Z

Zellmembranen 9, 28, 171
Zuckerstoffwechsel 43
Zytokine 44

Abkürzungsverzeichnis

BfR	Bundesinstitut für Risikobewertung
DGE	Deutsche Gesellschaft für Ernährung e. V.
DHA	Docosahexaensäure
EPA	Eicosapentaensäure
EU	Europäische Union
F. i. Tr.	Fett in der Trockenmasse
HDL	High Density Lipoprotein
LDL	Low Density Lipoprotein
VLDL	Very Low Density Lipoprotein

Dr. Angela Bechthold ist Ernährungswissenschaftlerin und Fachjournalistin (FJS). Mit langjähriger Berufserfahrung als wissenschaftliche Mitarbeiterin der Deutschen Gesellschaft für Ernährung e. V. (DGE) hat sie umfassende Kenntnisse im evidenzbasierten Arbeiten an der Schnittstelle zwischen Forschung und Praxis. Seit 2020 ist sie hauptberuflich als freie Wissenschaftsjournalistin tätig.

Prof. Dr. Sarah Egert ist Professorin für Ernährungsphysiologie und derzeit geschäftsführende Direktorin des Instituts für Ernährungs- und Lebensmittelwissenschaften der Universität Bonn.

Stiftung Warentest
Lützowplatz 11–13, 10785 Berlin
www.test.de
email@stiftung-warentest.de
USt-IdNr.: DE136725570
Vorständin: Julia Bönisch

ISBN: 978-3-7471-1053-9

Programmleitung: Niclas Dewitz
Autorin: Dr. Angela Bechthold
Fachliche Durchsicht und Beratung: Prof. Dr. Sarah Egert
Projektleitung: Veronika Schuster
Lektorat: Veronika Schuster
Mitarbeit: Merit Niemeitz
Korrektorat: Nicole Woratz, Berlin
Titelentwurf: Christian Königsmann
Grafik, Satz: Phillip Hailperin
Verlagsherstellung: Rita Brosius (Ltg.), Romy Alig, Susanne Beeh
Druck: Aumüller Druck GmbH & Co. KG, Regensburg

Bei Fragen zur Sicherheit dieses Produkts wenden Sie sich bitte an: gpsr@stiftung-warentest.de

Stiftung Warentest